KOMMENTARE ZUM ARZNEIBUCH
DER DEUTSCHEN DEMOKRATISCHEN REPUBLIK

Herausgegeben von L. Kny und J. Richter

Heft **14**

Stabilität und Aufbewahrung von Arzneimitteln

Mit 4 Abbildungen, 12 Tabellen und 25 Schemata

AKADEMIE-VERLAG BERLIN 1987

Verantwortlich für die Herausgabe:

Prof. Dr. sc. nat. L. Kny, Berlin
Prof. Dr. sc. nat. J. Richter, Berlin

Verfasser:

Prof. Dr. sc. nat. B. Göber
Humboldt-Universität zu Berlin
Sektion Chemie
Wissenschaftsbereich Pharmazie

unter Mitwirkung von

Dr. rer. nat. A. Stark
Institut für Arzneimittelwesen der DDR, Berlin

und

Dr. rer. nat. D. Kersten
Humboldt-Universität zu Berlin
Sektion Chemie
Wissenschaftsbereich Pharmazie

ISBN 3-05-500281-4
ISSN 0138-5798

Erschienen im Akademie-Verlag Berlin, DDR-1086 Berlin, Leipziger Straße 3—4

Lizenznummer: 202 · 100/464/87
Printed in the German Democratic Republic
Gesamtherstellung: VEB Druckerei „Thomas Müntzer“, 5820 Bad Langensalza
LSV 1277, 2067
Bestellnummer: 763 648 7 (3065/K/14)

02200

Stabilitätsprüfungen von Arzneistoffen und Zubereitungen dienen der Ermittlung der Haltbarkeit und der begründeten Festlegung der Verwendbarkeitsdauer und der Aufbewahrungsbedingungen, wie sie vom AB-DDR bzw. dem CM-RGW für Arzneistoffe und Zubereitungen gefordert werden. Die Ergebnisse der Stabilitätsprüfungen sind zudem stets Bestandteil des Antrages des Herstellers auf Zulassung eines Wirkstoffes als Arzneimittel.
Im vorliegenden Heft der Schriftenreihe „Kommentare zum AB-DDR" wird ein Überblick über die bedeutungsvollsten, mit der Stabilität von Arzneistoffen und Zubereitungen im Zusammenhang stehenden Fragen unter besonderer Betonung der chemischen Stabilitätsprüfung und deren rationeller Durchführung gegeben. Die im AB-DDR 85 geforderten Aufbewahrungsbedingungen werden erläutert.

Die Herausgeber

Inhalt

1. Einleitung

Es war seit jeher die gesetzlich fixierte Verpflichtung und das Grundanliegen von Apothekern, Arzneimittel von gleichbleibender Qualität während eines angemessenen Zeitraumes und in ansehnlicher sowie die Wirkung optimal begünstigender Form für therapeutische Zwecke dem Arzt und/oder dem Patienten zur Verfügung zu stellen. Dem entgegen stand und steht die ebenfalls sehr alte Beobachtung, daß sich Arzneimittel während der Lagerung verändern können. So werden Drogen unter dem Einfluß von Feuchtigkeit und Mikroorganismen vom Schimmel befallen, Tinkturen z. B. unter dem Einfluß von Alkali des Glases und der Temperatur trübe, Tabletten verfärben sich auf Grund von Licht-, Feuchtigkeits- und Temperatureinwirkung oder Suppositorien härten nach. Alle diese Vorgänge sind mit einer Qualitätsminderung, d. h. im Regelfall mit einem Abfall der erwünschten Wirksamkeit sowie mit einem Anstieg der unerwünschten, u. U. toxischen Neben- und Begleitwirkungen verbunden. Arzneimittel als zumeist komplex zusammengesetzte, in sich labile Stoffsysteme weisen stets eine begrenzte Haltbarkeit auf, die im wesentlichen durch die Stabilität der Einzelkomponenten im System bestimmt ist, d. h. durch die reaktiven Wechselwirkungen der Stoffe untereinander in Abhängigkeit von der Zubereitungsform unter dem Einfluß äußerer Faktoren, wie Licht, Luftsauerstoff, Feuchtigkeit, Wasser und Verpackungsmaterial sowie Mikroorganismen und in Abhängigkeit von der Zeit.
Wurden bis in die ersten Jahrzehnte unseres Jahrhunderts Arzneistoffe und Zubereitungen vornehmlich in Apotheken hergestellt, vorrätig gehalten und zum direkten Verbrauch an Arzt oder Patient abgegeben, so trat seit etwa Mitte vorigen Jahrhunderts das industriell bereitete Arzneimittel dazu — in Preußen erstmalig durch die 6. Ausgabe der Preußischen Pharmakopöe 1846 sanktioniert [31] —, damit ein neues Kapitel der Stabilitätsproblematik von Arzneimitteln einleitend, das uns bis heute als Problem der Haltbarkeit industriell hergestellter Arzneifertigwaren entgegentritt.
Dabei ist festzustellen, daß die Anforderungen an die Sicherung der erforderlichen Stabilität von Arzneizubereitungen, die auch weiterhin in der Apotheke individuell oder subindustriell herzustellen sind (individuelle Rezepturen, Standard-Rezepturen) sowie an die Haltbarkeit industriell bereiteter Arzneimittel in der Gegenwart bedeutend gestiegen sind, verursacht durch [44]

- Erhöhung der Zeitspanne zwischen der Herstellung und dem Verbrauch von Arzneimitteln von der Rezepturarznei zum industriellen Fertigarzneimittel während der letzten 50 bis 60 Jahre um den Faktor 100 bis 1000,
- Einführung wenig stabiler, aber hochwirksamer Naturstoffe und Synthetica als Arzneistoffe,

— erhöhten Bedarf an stabilitätsgefährdeten Arzneiformen (Arzneistofflösungen wie Injektions- und Infusionslösungen).

Somit beschäftigen Probleme der Haltbarkeit und Stabilitätsprüfung jeden Pharmazeuten in der Arzneimittelforschung und -entwicklung, in der Arzneimittelproduktion und -distribution. Dies findet seine Widerspiegelung in den gesetzlichen Forderungen zum Nachweis der Stabilität neuer Arzneimittel, wie sie in verschiedenen, industriell entwickelten Ländern gestellt werden [1] sowie in den zahlreichen Bemühungen, die stets mit einem hohen Arbeits- und Materialaufwand verbundenen Stabilitätsprüfungen durch Ausarbeitung von Richtlinien zu rationalisieren und zu vereinheitlichen. Sie orientieren sowohl auf die seit altersher geübte und auch heute unverzichtbare Praxis der organoleptischen Prüfung der Wirk- und Hilfsstoffe sowie von Zubereitungen auf Qualitätsminderung in Abhängigkeit von Umweltfaktoren und der Zeit als auch auf die Anwendung reaktionskinetischer Gesetzmäßigkeiten zur Vorhersage der Haltbarkeit von Arzneistoffen und Zubereitungen unter Benutzung hocheffektiver Methoden der pharmazeutischen Analyse [17, 31].
Die Stabilitätsprüfung muß alle Faktoren erfassen, die einen Effekt auf die Stabilität und damit auf die Wirksamkeit und Verträglichkeit, d. h. auf die Qualität und damit die Sicherheit eines Arzneimittels haben. Die Aufgabe liegt darin, den Nachweis der Gewährleistung der geforderten Arzneimittelqualität von der Produktion bis zur Konsumtion durch Arzt und/oder Patient zu erbringen. Unter Stabilität wird nicht die Unveränderlichkeit, sondern eine zulässige Veränderung des Arzneimittels innerhalb eines Toleranzlimits verstanden. Grundsätzlich gilt, daß die Ergebnisse der Stabilitätsprüfung in Abhängigkeit von Art und Ausmaß der festgestellten Veränderungen stets einer umfassenden produkt- und anwendungsbezogenen Bewertung bedürfen.
Die Ergebnisse umfassender Stabilitätsprüfungen spiegeln sich in den allgemeinen und speziellen Vorschriften der Arzneibücher zur Stabilität und Aufbewahrung wider. Waren es früher vor allem empirische Beobachtungen, so nahmen mit wachsender Kenntnis über Natur und Reaktivität sowie zur analytischen Bearbeitung der Arzneistoffe und Zubereitungen die Angaben der Arzneibücher zur Aufbewahrung zunehmend detaillierten Charakter auf experimentell begründeter Basis an. Dies führte schließlich erstmals in der U. S. P. XIX (1975) zu einer Querschnittsmonografie „Stabilität und Stabilitätsprüfung“. Nach dieser hat der Pharmazeut gleichbleibende Eigenschaften des Arzneimittels während der vorgesehenen Verwendungsdauer unter fünf verschiedenen Aspekten zu garantieren. Das sind die chemischen, physikalischen, mikrobiologischen, therapeutischen und toxikologischen Eigenschaften eines Arzneimittels, die einer ständigen Kontrolle unterworfen werden müssen.

Die inhaltlichen Aspekte stellen sich dabei folgendermaßen dar:

— Beeinflussung der Wirksamkeit

- durch chemische Veränderung des Wirkstoffes; die chemische Zersetzung führt zu einem pharmakologisch unwirksamen Stoff, d. h. einem rein quantitativen Aspekt, bezogen auf die Wirkstoffmenge, oder zu einem anderen wirksamen Produkt; letzteres kann pharmakologisch ähnlich wirksam sein wie der intakte Wirkstoff oder es zeigt eine ganz andere pharmakologische Wirkung; im letzteren Fall müssen Toxizität und Verträglichkeit eingeschätzt werden;

- durch physikalische Veränderung des Wirkstoffes bzw. der Arzneiform; die Ursache muß in der Beeinflussung biopharmazeutischer Eigenschaften des Arzneimittels gesucht werden;
- durch mikrobiologische Vorgänge bedingte chemische und physikalische Veränderungen.

— Beeinflussung der sachgemäßen Anwendung

- z. B. durch Veränderungen in Richtung eines unästhetischen Aussehens, Geruches oder Geschmackes und die Veränderung des Packmittels.

Entsteht aus einem Wirkstoff ein wirksames Abbauprodukt, so nimmt die Wirksamkeit eines Arzneimittels proportional mit der Abbaurate ab. International haben sich 5 ... 10% Wirkstoffverlust als maximale Toleranzgrenze herausgebildet. In bestimmten Fällen wird der Wirkstoffverlust durch Überdosierung kompensiert. Beispiele dafür sind Arzneimittel mit Vitaminen und einigen Antibiotica sowie Peressigsäurezubereitungen der Standard-Rezepturen.
Für ein Abbauprodukt mit einer dem Wirkstoff vergleichbaren pharmakologischen Wirksamkeit könnte zunächst mindestens eine Toleranz wie bei der Entstehung eines unwirksamen Zersetzungsproduktes möglich sein.
Aus Acetylsalicylsäure entsteht bekanntlich durch Hydrolyse die Salicylsäure mit praktisch gleicher antipyretischer, antirheumatischer und analgetischer Aktivität. Trotzdem liegt die international tolerierte Menge an Salicylsäure in Acetylsalicylsäure-Tabletten nur bei 0,1 ... 1%. Hierfür gibt es verschiedene Gründe. Neben Salicylsäure entsteht in äquimolaren Mengen Essigsäure und damit verbunden der Geruch nach Essigsäure; außerdem spielen sicherlich erhebliche kommerzielle Gründe eine Rolle. Bezüglich des in Acetylsalicylsäure mitunter entstehenden Säureanhydrids ist bekannt, daß es zu unerwünschten Nebenwirkungen Anlaß geben kann. Mit diesem Beispiel wird deutlich, daß die Bewertung von Stabilitätsergebnissen sehr differenziert erfolgen muß.
Entsteht beim chemischen Abbau ein Produkt mit im Vergleich zum Wirkstoff anderer pharmakologischer Wirksamkeit, so wird das Toleranzlimit durch die Größe der vertretbaren Nebenwirkung unter Beachtung von Toxizität und Verträglichkeit bestimmt (z. B. Abbau von Tetracyclin zu nephrotoxischem 4-Epianhydrotetracyclin).
Für die physikalische Stabilität ist die Festlegung von Toleranzen für das zulässige Ausmaß der Veränderungen schwierig, weil die Auswirkungen nur schwer objektiv zu beurteilen sind, wie z. B. die Auswirkung auf die biologische Verfügbarkeit des Arzneimittels. Es wird in verschiedenen Fällen auf eine mögliche Änderung der Wirkstofffreigabe aus einem Arzneimittel in Abhängigkeit von der Änderung der physikalischen Zustandsform in vitro geprüft, wobei jedoch die Unsicherheit der in vitro/in vivo-Korrelation stets zu beachten ist.
Enge Schemata bei der Bewertung der Ergebnisse von Stabilitätsprüfungen sind allgemein, besonders aber bei physikalischen Veränderungen, abzulehnen. Zu bewerten ist die Auswirkung der Änderung der physikalischen Eigenschaft auf die Qualität des Arzneimittels, z. B. ist eine Phasentrennung bei einem Liniment von geringer Bedeutung, jedoch bei einer Emulsion zur intravenösen Infusion schwerwiegend.
Chemische Veränderungen können für sich gesehen unbedeutend, durch die damit verbundenen Auswirkungen auf physikalische Eigenschaften jedoch verwendbarkeitsbegrenzend sein. So wird die Verwendbarkeitsdauer von Suppositorien (z. B. Aminophyllin- oder

Phenylbutazonzäpfchen) durch Nachhärtung, die sich durch Verlängerung der Durchschmelzzeit und/oder Anstieg des Schmelzbereiches zeigt, begrenzt. Diese Veränderungen sind bei niedrigeren als Raumtemperaturen schwächer ausgeprägt.

Im AB-DDR 85 finden sich aus diesen Aspekten abgeleitete Angaben zur Aufbewahrung von Arzneistoffen und Zubereitungen in den Allgemeinen Bestimmungen (Bd. 1, VIII.) sowie gegebenenfalls in den einzelnen Monografien.

2. Begriffsbestimmungen und gesetzliche Regelungen

Die *Haltbarkeit* von Arzneimitteln ist übereinkunftsgemäß durch diejenige Zeitspanne festgelegt, in der unter definierten Lagerungsbedingungen qualitätsmindernde Veränderungen chemischer, physikalischer und/oder mikrobieller Natur definierte Toleranzwerte unter Berücksichtigung der Wirksamkeit, Verträglichkeit, Sicherheit und Ansehnlichkeit nicht überschreiten. Ist diese Zeit sehr kurz, z. B. bei Lagerung unter Raumtemperatur nur wenige Stunden oder gar Minuten, so handelt es sich um spontane Inkompatibilitäten.

Die *Stabilitätsprüfung* (s. 4.) von Arzneimitteln ist das entscheidende Mittel zur Festlegung zeitabhängiger Qualitätsveränderungen. Dabei wird die Art und das Ausmaß der Instabilität (chemischer Abbau, Änderung physikalischer Eigenschaften, Einfluß mikrobieller Kontaminationen) in Abhängigkeit von der Zeit ermittelt. Ziel der Stabilitätsprüfung ist stets die Ermittlung der Haltbarkeit und die daraus abzuleitende *Verwendbarkeitsdauer* (auch Verwendungsdauer [44] oder Laufzeit [17] genannt) eines bestimmten Arzneimittels, womit eine qualitätsgerechte Bereitstellung für den ermittelten Zeitraum bei sachgerechter Lagerung mit hoher Sicherheit garantiert werden soll. Die Ergebnisse der Prüfung sind entscheidend für die Festlegung allgemeiner und spezieller Aufbewahrungsbedingungen und darüber hinaus häufig Anlaß für Optimierungsmaßnahmen, z. B. Zusatz von Stabilisatoren, an dem entsprechenden Arzneimittel.

Bei der Prüfung, die sich im allgemeinen in mehreren, bei neuen Arzneimitteln die Entwicklung begleitenden Stufen vollzieht, sind hinsichtlich der Prüfdauer die Langzeit- und die Kurzzeitprüfung zu unterscheiden.

Die *Langzeitprüfung* stellt die Untersuchung des Arzneimittels unter realen Lagerungsbedingungen im Zeitraum von vielen Monaten bis zu mehreren Jahren dar. Im allgemeinen sind Hochrechnungen auf die Haltbarkeit aus den Untersuchungsergebnissen des ersten Jahres möglich.

Die *Kurzzeitprüfung* hat die Beschleunigung qualitätsmindernder Vorgänge in der Art von Stressversuchen unter verschärftem Einfluß stabilitätsbestimmender Faktoren, vorrangig von Wärme — häufig in Abhängigkeit vom pH-Wert im Falle von Lösungen — zum Gegenstand. Es werden dabei vor allem chemische Abbaureaktionen und Arzneistoff-Arzneistoff- bzw. Arzneistoff-Hilfsstoff-Wechselwirkungen in Abhängigkeit von der Zeit und der Intensität des Umweltfaktors verfolgt. Mittels der ARRHENIUS-Gleichung können ausreichend zuverlässige Werte für die Parameter Reaktionsgeschwindigkeitskonstante (RGK) und Aktivierungsenergie erhalten werden, die für eine Extrapolation auf Lagerungsbedingungen erforderlich sind. Kurzzeitprüfungen eignen sich vor allem für die Untersuchung reiner Arznei- oder Hilfsstoffe in homogenen Systemen (Lösungen) im Rahmen der präklinischen Prüfung.

Bei allen Stabilitätsuntersuchungen wird von den Klimabedingungen, unter denen das Arzneimittel gelagert (oder längerfristig transportiert) werden soll, ausgegangen. Entsprechend den auf der Erde stark differierenden Klimabedingungen unterscheidet man die in Tab. 1 aufgeführten vier *Klimazonen* [15]. Für die Festlegung der Prüfbedingungen unter Berücksichtigung der Klimazonen ist für prognostische Aussagen die sogenannte *kinetische Durchschnittstemperatur* [18, 21] zu berücksichtigen, die sich aus den Größen monatliche Durchschnittstemperatur, Aktivierungsenergie der chemischen Abbaureaktion und der Gaskonstante errechnet.

Tabelle 1
Klimazonen für Stabilitätsprüfungen [15]

	Temperatur (°C)		Relative Luftfeuchtigkeit (%)	
	Jahres-durchschnitt	Durchschnitt der 4 heißesten Monate	Jahres-durchschnitt	Durchschnitt der 4 heißesten Monate
Klimazone I: Gemäßigtes Klima	bis +15	bis +22	ohne Begrenzung	ohne Begrenzung
Klimazone II: Subtropische und mittelmeerähnliche Klimata	+15 bis +22	+22 bis +30	ohne Begrenzung	ohne Begrenzung
Klimazone III: Heiß-trockenes Klima	über +22	über +30	bis 60	bis 65
Klimazone IV: Heiß-feuchtes Klima	über +22	über +30	über 60	über 65

Die Ergebnisse von Stabilitätsuntersuchungen werden im *Stabilitätsgutachten* für ein bestimmtes Arzneimittel zusammengefaßt, das Bestandteil des Antrages auf Zulassung als Arzneimittel ist. Darüber hinaus bildet es die Grundlage für die Festlegung der Aufbewahrungsbedingungen im AB-DDR und in Gütevorschriften sowie für die deklarationspflichtige Angabe der Verwendbarkeitsdauer auf der Verpackung von Arzneifertigwaren, wenn sie weniger als 5 Jahre beträgt [2].
Bezüglich der Arzneistoffe und Zubereitungen gelten die Angaben des AB-DDR 85 (Bd. 1, VIII. und XIV., s. auch 5.).

3. Stabilitätsbeeinflussende Faktoren

Arzneistoffe und ihre galenischen Zubereitungen unterliegen in Abhängigkeit von ihren chemischen und physikalischen Eigenschaften bzw. ihrer spezifischen Zusammensetzung unter dem Einfluß von äußeren Faktoren (umweltbedingte Faktoren) und von Stoff-Wechselwirkungen im System (zubereitungsbedingte, innere Faktoren) einer mehr oder weniger schnell verlaufenden Veränderung, die sich in chemischen Abbaureaktionen und/oder der Änderung physikalischer Eigenschaften stets im Sinne einer Qualitätsminderung äußert. Bei Stoff-Wechselwirkungen im System handelt es sich häufig um Inkompatibilitäten, die vom Problem der Instabilität nicht immer streng zu trennen sind.
Äußere, die Stabilität von Arzneimitteln beeinflussende Faktoren sind Wärme, Wasser (Luftfeuchtigkeit), Luftsauerstoff, Licht und Mikroorganismen. Dieser Sachverhalt ist häufig Ursache für die Instabilität von Arzneimitteln als Folge chemischer Abbaureaktionen, bei denen es sich vorrangig um Hydrolysen (Solvolysen), Oxidationen und Autoxidationen, Racemisierung und Epimerisierung, fotochemische Reaktionen (Lichtreaktionen) sowie — weitaus seltener — um Decarboxylierungen, Dehydratisierungen, Reduktionen, Polymerisationen und (mikrobiell bedingte) enzymatische Reaktionen handelt. Derartige mit Stoffumwandlungen verbundene Prozesse können Änderungen der physikalischen, therapeutischen und toxikologischen Eigenschaften der Arzneimittel zur Folge haben.
Bedeutungsvolle innere Faktoren sind pH-Wert und Ionenstärke bei Lösungen, Emulsionen und Suspensionen, Inkompatibilitäten durch chemische (z. B. Redoxreaktionen) oder physikalische (z. B. Aggregationen, Mizellbildung, Mischkristallbildung) Arzneistoff-Arzneistoff- bzw. Arzneistoff-Hilfsstoff-Wechselwirkungen sowie Wechselwirkungen des Systems mit der Primärverpackung (Alkaligehalt des Glases, Stoffemission aus Plastmaterial, Stoffadsorption oder -diffusion an oder in Plastmaterial).
Im Folgenden wird vorrangig der Einfluß äußerer Faktoren beispielhaft behandelt. Diesbezügliche Schutzmaßnahmen werden angegeben.

3.1. Wärme

Zufuhr von Wärme zu einem stofflichen System durch Temperaturerhöhung führt stets zu einer Beschleunigung chemischer Reaktionen. Von diesem durch die ARRHENIUS-Beziehung quantitativ beschriebenen Effekt macht man einerseits bei der beschleunigten Stabilitätsprüfung (s. 4.) Gebrauch, andererseits kann dieser Effekt durch Erniedrigung der Lagerungstemperatur von Arzneistoffen und Zubereitungen auf 2 ... 8 °C minimiert werden, ohne das System zu zerstören (s. 5.).

Neben der Wärmeabhängigkeit chemischer Reaktionen sind auch temperaturabhängige physikalische Eigenschaften, wie Dampfdruck, Aggregatzustand, Viskosität, Oberflächenspannung u. a., zu berücksichtigen. Jedoch besteht zwischen Temperaturerhöhung und Änderung der physikalischen Größe im Gegensatz zu den Verhältnissen bei chemischen Reaktionen vielfach keine lineare Beziehung. Lichtreaktionen, die im allgemeinen nur eine geringe Aktivierungsenergie benötigen, sowie Reaktionen, deren geschwindigkeitsbestimmender Schritt durch einen physikalischen Vorgang wie Adsorption oder Diffusion determiniert ist (z. B. hydrolytische Abbauvorgänge in Feststoffen), werden nicht in der Art wie chemische Reaktionen in homogenen Systemen durch Wärmezufuhr beschleunigt. Änderungen der physikalischen Eigenschaften sowie durch Licht verursachte Abbauvorgänge werden deshalb am besten im Langzeitversuch (s. 4.) verfolgt. Hochrechnungen auf die Haltbarkeiten aus kinetischen Untersuchungen sind im allgemeinen nicht möglich. Bezüglich der Lagerung von Arzneimitteln bei niedrigeren Temperaturen folgt daraus, daß Kühllagerung keinen wesentlichen Effekt auf die Verlangsamung derartiger Vorgänge hat.

3.2. Wasser

Wasser als Lösungsmittel oder in Form von Luftfeuchtigkeit ist die häufigste Ursache für die Instabilität von Arzneimitteln, die hydrolyseempfindliche bzw. hygroskopische Arznei- und/oder Hilfsstoffe enthalten. Da deren Zahl relativ groß ist, gehören Hydrolysen zu den oft beobachteten Abbaureaktionen.
Hydrolyseempfindliche Arzneistoffe sind durch die in Tab. 2 aufgeführten Partialstrukturen gekennzeichnet. Demnach handelt es sich um Carbonsäurederivate bzw. deren Schwefelanaloga und Ether, deren Hydrolyse unter Bildung von zwei oder mehr Reaktionsprodukten verläuft:

$$R{-}CO{-}X{-}R' + H_2O \rightleftarrows RCOOH + HX{-}R'$$

X = O, NH, S, Halogen (kein R')

$$R{-}O{-}R' + H_2O \rightleftarrows R{-}OH + HO{-}R'$$

Diese Vorgänge sind vor allem auf Grund veränderter pharmakokinetischer Eigenschaften der Spaltprodukte im Vergleich zu den Ausgangsverbindungen mit pharmakologischem Wirkungsverlust, -abfall oder -modifizierung, mitunter auch Wirkungsintensitätsanstieg verbunden (vgl. hierzu Prodrug- und Softdrug-Prinzip; Beispiele für Prodrugs: sog. labile Ester der Penicilline und Cephalosporine, wie Pivampicillin, sowie Steroidester, wie Ethinylestradiol-3-isopropylsulfonsäureester, mit Depoteffekt; Beispiel für Softdrug: Fluocortin-C-21-butylester mit lokaler Wirksamkeit).
Hydrolysen laufen bekanntlich nach unterschiedlichen Mechanismen unter Hydronium- und/oder Hydroxylionen-Katalyse ab, wobei entweder die C—X- oder die X—R'-Bindung gespalten werden. Es besteht nicht nur eine Beziehung zum pH-Wert, sondern auch eine Abhängigkeit von der Ionenstärke der Lösung sowie von der Polarität des Lösungsmittels (Dielektrizitätskonstante) (s. 4.).
Die Geschwindigkeit der Hydrolysen wird wesentlich durch die Art des Heteroatoms X und der Radikale R bzw. R' und ihre induktiven und mesomeren Effekte beeinflußt.

Tabelle 2
Hydrolyseempfindliche Struktureinheiten in Arzneistoffen

Struktureinheit	Name	Beispiele
R—CO—O—R′	Ester	Esteralkaloide (Physostigmin, Cocain, Atropin, Scopolamin), p-Hydroxy- und p-Aminobenzoesäureester (Konservierungsmittel, Localanästhetica), Acetylsalicylsäure, Steroidester, Tocopherolacetat, Fette, Griseofulvin (vinyloger Ester), Meprobamat
R—CO—O—CO—R	Säureanhydrid	Essigsäureanhydrid
R-CH-CO-O, $(CH_2)_n$ (Ring)	Lacton	Pilocarpin, Noscapin, Phenolphthalein
R-CH-CO(S)-NH, $(CH_2)_n$ (Ring)	Lactam	Phenylbutazon, Barbiturate, Thiobarbiturate, Phenytoin, 1,4-Benzodiazepin-2-one, Theophyllin, Penicilline, Cephalosporine
R—CO—NH—CO—R′	Imid	Ethosuximid, Glutethimid
R—CO(S)—NH—R′	Amid	Pantothensäure, Cyanocobalamin, Penicilline, Cephalosporine, Chloramphenicol, Ethionamid, Tolbutamid
R—SO_2—NH—R′	Sulfonamid	Sulfonamid-Diuretica
R—CO—Halogen	Säurehalogenid	
R—C—O—C—R′	Ether, Glycoside	Denaverin, Propiverin, Digitalisglycoside, Streptomycin u. a. Aminoglycosid-Antibiotica

Voluminöse Radikale können das reaktive Zentrum, die mehr oder weniger polarisierte C=O-Gruppe der Carbonsäurederivate, derartig abschirmen, daß Hydrolysen nur sehr langsam vonstatten gehen. Beispielsweise werden Denaverin, Propiverin und andere Ester der Benzilsäure mit Aminoalkanolen außergewöhnlich langsam hydrolysiert.
Im allgemeinen kann folgende Reihenfolge der Hydrolysegeschwindigkeit angenommen werden:

R—CO-Halogen > R—CO—O—CO—R > R—CO—O—R′ > R—CO—NH—R′
> R—C—O—C—R′.

Bei Estern gilt die Regel, daß Phenolester hydrolyseempfindlicher als aliphatische Ester sind. Auch Phenolether sind leichter hydrolisierbar als alipathische Ether.
Ein interessantes und vielfach untersuchtes Beispiel für Esterhydrolysen ist die Acetylsalicylsäure. Die übliche säuren- und basenkatalysierte Spaltung wird hier durch eine intramolekulare Basenkatalyse des schon bei einem pH-Wert von 3,69 zu 50% vor-

liegenden Carboxylations gefördert, das mit der räumlich benachbarten Phenolestergruppe über einen cyclischen Zwischenzustand reagiert (Schema 1).

Schema 1

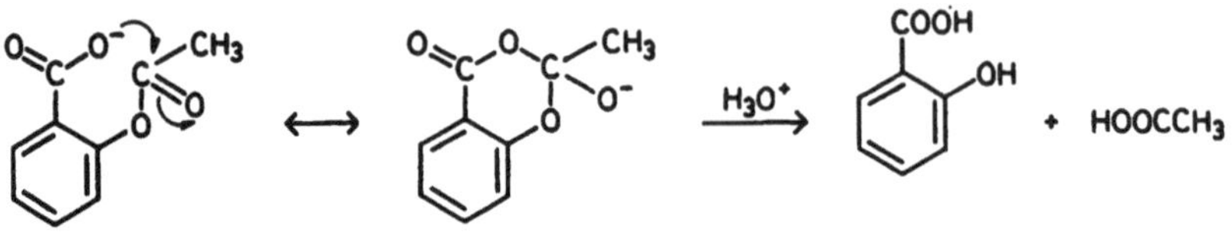

Ein besonders leicht hydrolisierbarer Arzneistoff ist Meclofenoxat (4-Chlorphenoxyessigsäure-dimethylaminoethylester). In frisch bereiteten wäßrigen Lösungen von 21 °C ist die Substanz bereits nach 10 min zu weitaus mehr als 10% gespalten.
Lactone unterliegen ausschließlich $OH^{\ominus}$-katalysierten Hydrolysen. So geht Pilocarpin in alkalisch wäßriger Lösung bereits bei Raumtemperatur hauptsächlich in das Pilocarpinsäureanion über. Daneben bildet sich durch Deprotonierung ein ringgeschlossenes Enolat, das zu Isopilocarpin bzw. zum Isopilocarpinsäureanion epimerisiert. Diese Reaktion dominiert in Gegenwart von Alkoholationen (Schema 2).

Schema 2

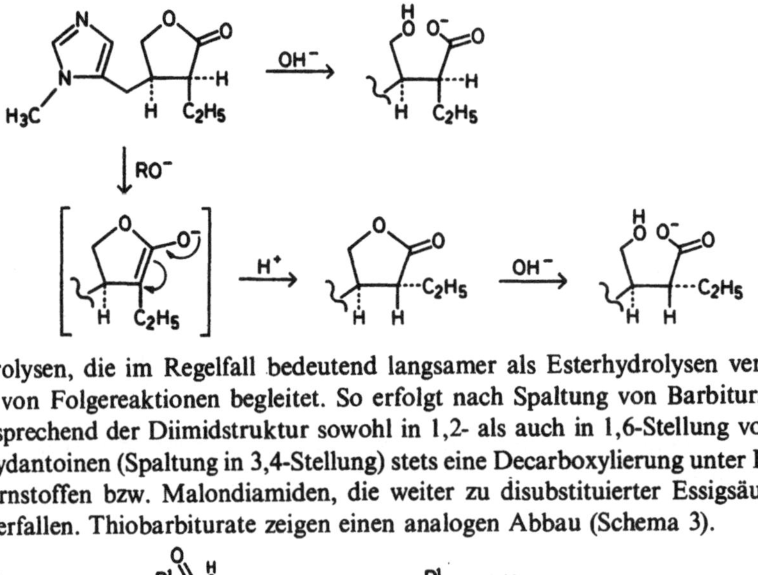

Lactamhydrolysen, die im Regelfall bedeutend langsamer als Esterhydrolysen verlaufen, sind häufig von Folgereaktionen begleitet. So erfolgt nach Spaltung von Barbitursäuren, die sich entsprechend der Diimidstruktur sowohl in 1,2- als auch in 1,6-Stellung vollzieht, oder von Hydantoinen (Spaltung in 3,4-Stellung) stets eine Decarboxylierung unter Bildung von Acylharnstoffen bzw. Malondiamiden, die weiter zu disubstituierter Essigsäure und Harnstoff zerfallen. Thiobarbiturate zeigen einen analogen Abbau (Schema 3).

Schema 3

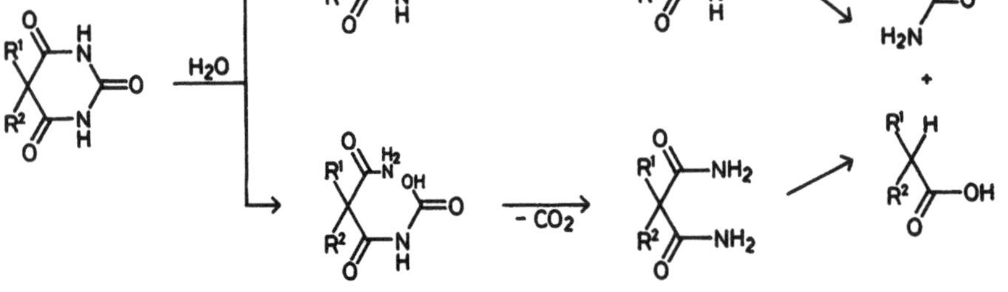

1,4-Benzodiazepin-2-one ergeben nach Lactamspaltung unter Eliminierung von Glycin(-derivaten) Aminobenzophenone (Schema 4) und Theophyllin wird nach Ringöffnung unter CO_2-Abspaltung in Theophyllidin übergeführt (Schema 5).

Schema 4

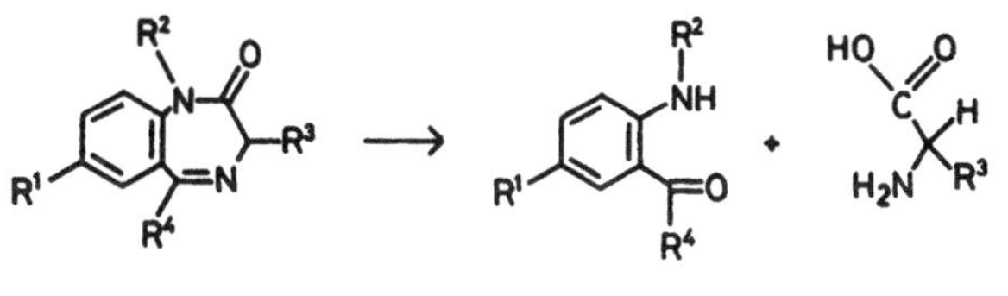

Schema 5

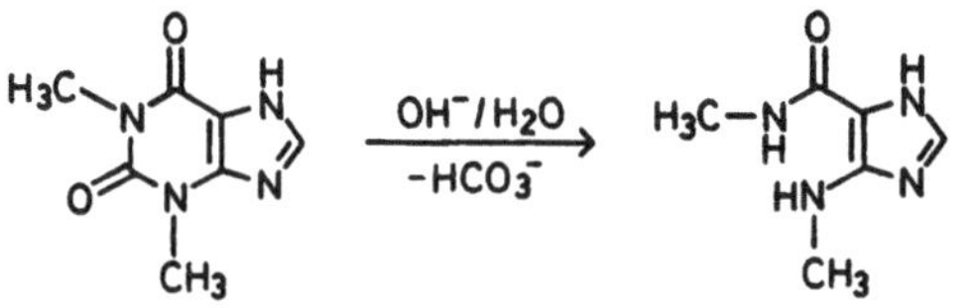

Der viergliedrige Lactamring in Penicillinen und Cephalosporinen ist wesentlich leichter als die bisher genannten Lactame hydrolisierbar. Infolge der großen BAEYER-Spannung sowie auch durch die Nachbarschaft des schwefelhaltigen Heterocyclus ist dieser Ring reaktionsfreudig und unterliegt — pH-Wert-abhängig in unterschiedlicher Weise — schnellen Abbau- und Umlagerungsreaktionen. Insbesondere in sauren und alkalischen Lösungen oder bei Feststoffen in Gegenwart von Feuchtigkeit sind Spaltungen des Lactamringes zu erwarten, die durch Schwermetallionen oder Mikroorganismen noch beschleunigt werden. Primäre Abbauprodukte im Falle der Penicilline sind Penicillosäurederivate ($OH^{\ominus}$-Katalyse oder enzymatische Spaltung durch Penicillinase), Penillsäurederivate ($H^{\oplus}$-Katalyse, pH ~ 2) oder D-Penicillamin (starke Säuren, Schwermetallkatalyse); diese unterliegen z. B. durch Decarboxylierungen einem weiteren Zerfall (Schema 6).

Schema 6

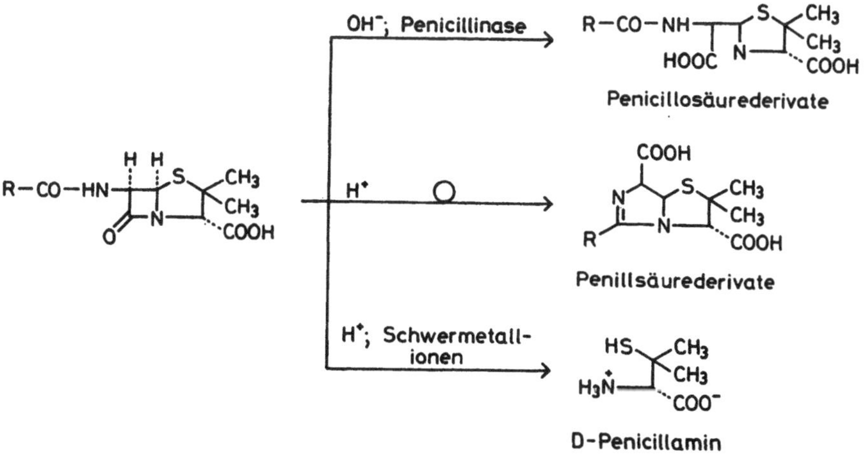

In trockenem Zustand, insbesondere als Salze, sind die Antibiotica stabil (auch thermostabil).
Die höchste Stabilität der wäßrigen Lösungen der Antibiotica wird bei einem pH-Wert zwischen 6 und 7 (Pufferung) erreicht. Ein Zusatz von Konservierungsmitteln oder oberflächenaktiven Substanzen sowie von Alkoholen oder Aminen fördert den Abbau beträchtlich. Neben dem hydrolytischen unterliegen die β-Lactam-Antibiotica auch einem oxidativen Abbau, der sich über eine Thiazolringöffnung und Oxidation der Sulfhydryl- zur Sulfonsäuregruppe vollzieht.
Eine zu den Lactamen ähnliche Reaktivität gegenüber hydrolytischen Einflüssen zeigen Imide. So wird Glutethimid irreversibel unter $OH^{\ominus}$-Katalyse über die Spaltung der 1,6-Bindung in ein Glutarsäuremonoamidderivat übergeführt, das — wiederum unter $OH^{\ominus}$-Katalyse — einer Amidspaltung zum entsprechenden Glutarsäurederivat unterliegt (Schema 7).

Schema 7

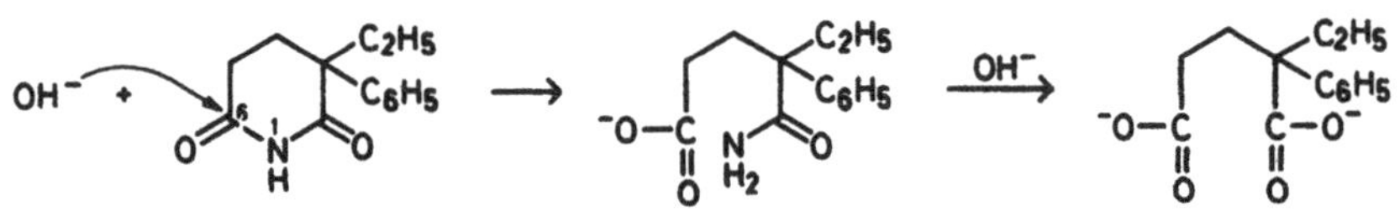

Amidstrukturen werden sowohl durch $H^{\oplus}$- als auch $OH^{\ominus}$-Katalyse hydrolytisch gespalten. Entscheidend für die an sich bei Amiden im Vergleich zu Estern wesentlich langsamere Spaltung sind die Nachbargruppen. So unterliegt die stark hygroskopische Pantothensäure und auch ihr beständigeres Calciumsalz in wäßriger Lösung offenbar durch einen Nachbargruppeneffekt der endständigen Hydroxylgruppe einer schnellen hydrolytischen Spaltung in saurem und alkalischem Milieu (Stabilitätsmaximum: pH-Wert = 5 ... 7). Endprodukte sind Pantolacton und 2,2-Dimethyl-1,3-propylenglycol sowie β-Alaniat (Schema 8).

Schema 8

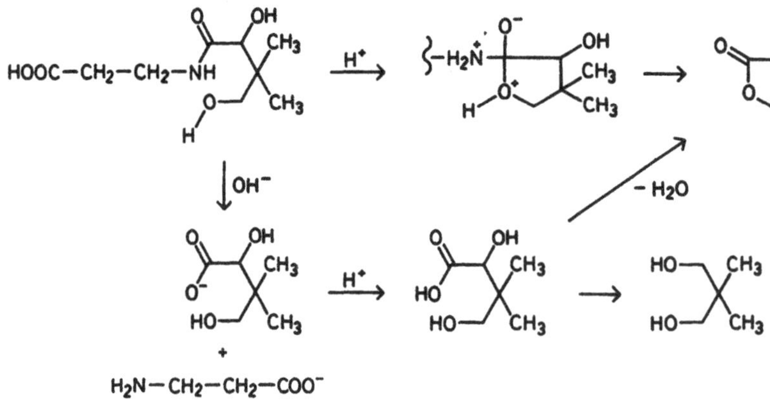

Tolbutamid wird, wie für Amide üblich, vor allem im sauren Milieu gespalten. Es entstehen in einer relativ langsamen Reaktion Tosylamid und n-Butylamin. Durch Anionenbildung im Alkalischen ist die $OH^{\ominus}$-Katalyse erschwert.

Bei Penicillinen und Cephalosporinen ist die exocyclische Amidbindung wesentlich hydrolysestabiler als der β-Lactamring. Die Amidbindung übt in Abhängigkeit von der Elektronegativität am Carbonylsauerstoff einen befördernden oder vermindernden Einfluß auf die Lactamspaltung aus. Hohe Elektronegativität erleichtert die die Lactamspaltung begleitenden Umlagerungen am bicyclischen System.
Antibakteriell wirksame Sulfonamide sind ebenso wie die Sulfonamidstrukturen in oralen Antidiabetica des Sulfonylharnstofftyps sowie in Saluretica gegenüber hydrolytischen Einflüssen stabil. Im Falle von Hydrochlorothiazid kommt es unter Eliminierung von Formaldehyd zur Ringöffnung im Thiadiazinring. Es entsteht ein disubstituiertes Sulfanilamid (Schema 9).

Schema 9

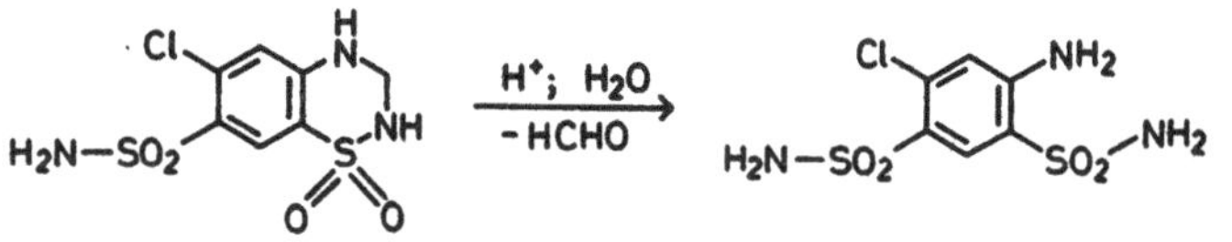

Die Hydrolyse von Ethern und Glycosiden bedarf einer $H^{\oplus}$-Katalyse. In alkalischem Milieu sind sie beständig. So wird bei den Benzilsäurederivaten Denaverin und Propiverin im sauren und neutralen Milieu neben der Esterspaltung auch die Etherhydrolyse mit der Bildung der Endprodukte Benzil- und Diphenylessigsäure beobachtet. Im Alkalischen ist die Esterspaltung dominant (Schema 10).

Schema 10

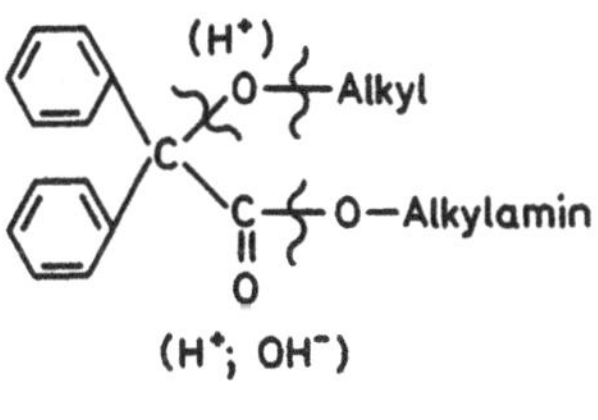

Gleichfalls in saurem Milieu werden Digitalisglycoside unter Bildung der Genine und der Zucker hydrolysiert. Der Bindungsbruch erfolgt dabei zwischen dem C-1 des Zuckers und dem glycosidischen O-Atom. Analogen $H^{\oplus}$-katalysierten Hydrolysen können Streptomycin und andere Aminoglycosid-Antibiotica unterliegen.
Hydrolyseempfindliche Arzneistoffe und Zubereitungen sind im trockenen Zustand lange lagerungsfähig. Sie werden im Regelfall zu festen Arzneiformen verarbeitet (Tabletten, Dragees, Trockenampullen). Sollen wäßrige Lösungen, Suspensionen oder Emulsionen bereitet werden, so ist unnötige Wärmezufuhr zu vermeiden und ein optimaler pH-Wert unter Berücksichtigung des Stabilitätsmaximums und der physiologischen pH-Wert-Verhältnisse einzustellen, wobei auf Pufferung im Regelfall wegen der möglichen Beschleunigung der Abbaureaktionen durch die zusätzlichen Ionen (auch Aussalzeffekte sind zu beachten) verzichtet werden sollte. Es ist eine Lagerung bei niedrigen Temperaturen vorzusehen, jedoch eine Lagerung unter 0 °C zu vermeiden (s. 5.).

3.3. Alkohole und Amine

Treten polare Lösungsmittel, wie z. B. aliphatische Alkohole oder auch Amine, anstelle von Wasser, so können die den hydrolytischen Prozessen (s. 3.2.) analogen Alkoholysen oder Aminolysen eintreten. Der Mechanismus von Alkoholysen besteht in einem Acyltransfer von einem Alkohol (des Esters) auf das Lösungsmittel (Bildung eines neuen Esters). Häufig bezeichnet man diese Reaktion als Umesterung. Die Reaktionsgeschwindigkeit ist dabei abhängig von der Kettenlänge des als Lösungsmittel verwendeten Alkohols. Im Falle von Denaverin wird z. B. mit Methanol als Lösungsmittel bereits nach 12 h eine 80proz. Umesterung beobachtet, die mit Ethanol erst nach etwa einer Woche erreicht wird; mit n- oder i-Propanol ist die Umesterung nach mehrwöchigem Stehen bei Raumtemperatur nur unwesentlich vorangeschritten. Weiterhin kann im Falle von Lactonen, Lactamen, Imiden und auch Amiden mit der Bildung von Estern in Reaktionen mit Alkoholen gerechnet werden. Carbonsäureester, insbesondere Phenolcarbonsäureester, können als Acylierungsmittel für Hydroxygruppen und Amine fungieren, wobei neue Ester oder Amide gebildet werden. So wird Paracetamol im tablettierten Gemisch mit Acetylsalicylsäure durch Acetyltransfer in Phenacetin übergeführt. Voraussetzung hierfür ist die Anwesenheit wenigstens von Spuren an adsorptiv gebundenem Wasser.
Solvolytische Prozesse von Carbonsäurederivaten mit Ammoniakflüssigkeit oder Aminen führen zu Amiden. Ein Beispiel hierfür ist die Reaktion von Penicillin-Abbauprodukten mit nucleophilen Aminen, auch mit körpereigenen, wobei Proteinamide als Allergene gebildet werden.
Viele Arzneistoffe werden bei ihrer Herstellung aus Alkoholen umkristallisiert. Zur Vermeidung von Alkoholysen sollten absorptiv gebundene Lösungsmittelreste, u. U. auch Kristallalkohol, sorgfältig aus den Kristallisaten entfernt werden.

3.4. Luftsauerstoff, Redoxsysteme

Reaktionen der Arznei- und Hilfsstoffe mit Luftsauerstoff oder mit anderen Arzneistoffen, mit denen sie Redoxsysteme bilden, sind neben Solvolysen (s. 3.2. und 3.3.) die bedeutungsvollsten Abbaureaktionen. Diese Reaktionen sind häufig mit einem Protonenübergang oder, allgemeiner, stets mit einem Elektronenübergang verbunden. Im Falle des Protonenübergangs entstehen aus den betrachteten, zumeist in maximal reduzierter Form vorliegenden Arzneistoffen die oxidierten Formen, so daß im Regelfall bei einem Oxidationsvorgang mehr als ein Abbauprodukt gebildet wird. Diese weisen gegenüber dem Arzneistoff eine veränderte Wirksamkeit und damit auch veränderte toxikologische Eigenschaften auf. Sie sind auch Ursache für Verfärbungen oder Veränderungen von Geschmack und Geruch des Arzneimittels.
Redoxreaktionen verlaufen sehr häufig als Radikalreaktionen. Licht (UV- und sichtbares Licht) wirkt in vielen Fällen als Reaktionsinduktor und -beschleuniger. Ähnliches gilt für Schwermetallionen, insbesondere Kupfer-, Eisen- und Bleiionen, die bereits als Spurenbestandteile von Arzneimitteln mitunter einen hohen katalytischen Effekt bewirken. Außerdem sind Oxidationen im Falle wäßriger oder alkoholisch-wäßriger Lösungen entsprechend der NERNSTschen Gleichung für das Redoxpotential pH-Wert-abhängig. Demnach verlaufen Oxidationsreaktionen mit steigendem pH-Wert schneller als bei niedrigem.
Oxidationsempfindlich sind vor allem Arzneistoffe, die die in Tab. 3 aufgeführten Struktur-

Tabelle 3
Oxidationsempfindliche Struktureinheiten in Arzneistoffen

Struktureinheit	Name	Beispiele
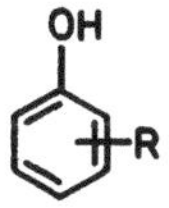	Phenol	Morphin, Eserolin (aus Physostigmin nach Esterhydrolyse), Estradiolderivate, Tocopherol
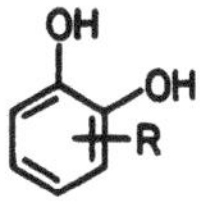	o-Diphenol	Epinephrin, Levodopa, Resorcin
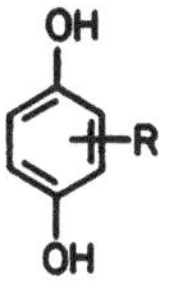	p-Diphenol	Hydrochinon
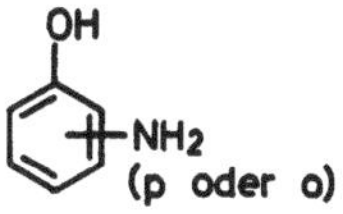	Aminophenol	PAS
>C(OH)–CO–	Ketol	natürliche und partialsynthetische Glucocorticoide
>C=C–C(OH)–	β-Enol	Prostaglandine
–C(OH)=C(OH)–(CO–)	Endiol (α-Ketoendiole)	Ascorbinsäure
>C=C<	Olefin	ungesättigte Fettsäuren
>C–O–C<	Ether	Diethylether
–CHO	Aldehyd	Paraldehyd (Chloralhydrat)
–	(heterocyclische) Polyaromaten	Phenothiazine u. a. Tricyclus-Pharmaka, wie Noxiptilin, Imipramin
	Polyenol	Retinol

einheiten aufweisen. Gleichzeitig handelt es sich dabei um mehr oder weniger lichtempfindliche Strukturen. Gemeinsam ist diesen Strukturen eine relativ leichte Beweglichkeit von Elektronen. Die Reaktionsmechanismen sind vielfach nicht eindeutig bekannt. In zahlreichen Fällen handelt es sich um lichtinduzierte Radikalmechanismen und/oder Autoxidationen. Die Endprodukte weisen chinoide Strukturen, Aldehyd-, Keto- oder Carboxylfunktionen sowie Peroxid- oder Epoxidstrukturen auf oder sind Dimere oder Polymere.

Bei Olefinen und Polyenen tritt mitunter die Abspaltung von Kettenbruchstücken auf.
Im Folgenden werden einige Beispiele oxidativer Abbauvorgänge an Arzneistoffen dargestellt.
Kristallines und trockenes Morphinhydrochlorid ist über Jahre in verschlossenen Braunglasgefäßen nahezu unverändert haltbar. Dagegen zeigen seine wäßrigen Zubereitungen eine schnell sich vertiefende gelbe Farbe, insbesondere im alkalischen Milieu. Ursache hierfür ist die Bildung von Oxidationsprodukten. Überwiegend entsteht aus diesem Phenolderivat in Gegenwart von Luftsauerstoff sowie bei UV-Lichteinwirkung das dimere Pseudomorphin (2,2'-Dehydrodimorphin) über radikalische Semichinon-Zwischenstufen, wobei gleichzeitig über Hydroperoxidradikale Wasserstoffperoxid gebildet wird. Dieses oxidiert unverändertes Morphin zu Morphin-N-oxid (Schema 11). Das Stabilitätsmaximum wäßriger Morphinlösungen liegt bei einem pH-Wert von 2,5. Zur Stabilisierung wird als Antioxydans Natriumhydrogensulfit zugesetzt, das jedoch bei längerer Lagerung der Lösung durch Additionsreaktion an der olefinischen Doppelbindung in 7,8-Stellung zur Bildung von Dihydromorphin-8-sulfonsäure führen kann (Schema 11).

Schema 11

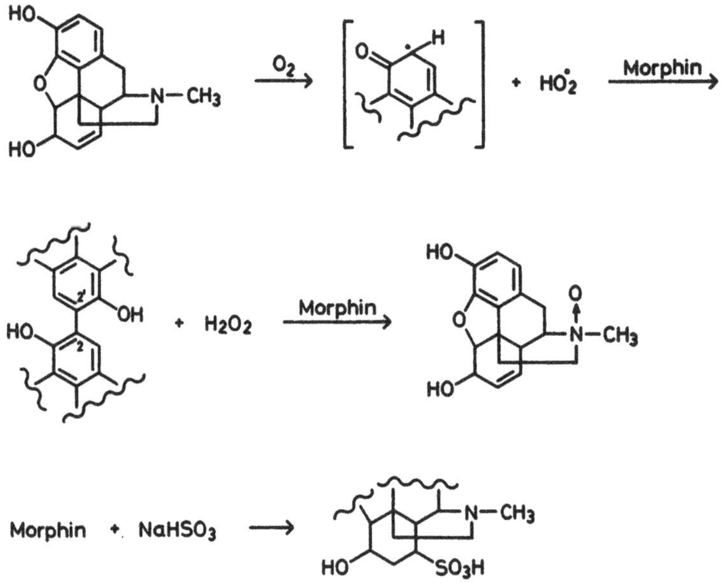

Die analytisch interessante Apomorphin-Umlagerung wird nur bei Einwirkung starker Säuren in der Wärme beobachtet. Das Brenzcatechinderivat Apomorphin ist selbst außerordentlich oxidationsempfindlich, erkennbar an der schnellen Grünfärbung seiner wäßrigen Lösungen vor allem bei neutraler oder alkalischer Reaktion. In Abhängigkeit vom pH-Wert der Lösung bilden sich unterschiedlich strukturierte o-Chinone.
Physostigmin hydrolysiert als Methylcarbaminsäurephenolester leicht und liefert neben Methylamin und Kohlendioxid das therapeutisch unwirksame Phenol Eserolin. Dieses wird durch Luftsauerstoff schnell u. a. zum roten o-chinoiden Rubreserin oxidiert (Schema 12).

Schema 12

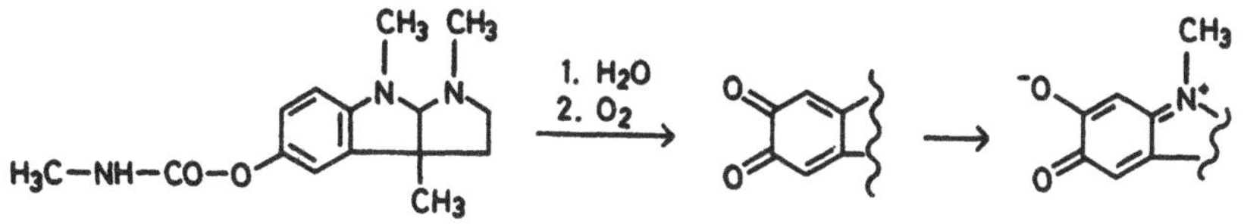

Ein mesomeriestabilisiertes o-Dichinon stellt auch das rot gefärbte Adrenochrom, das Hauptoxidationsprodukt des Brenzcatechinderivates Epinephrin, dar. Es wird neben anderen Oxidationsprodukten (Oxoadrenochrom, Adrenolutin u. a.) bei der Einwirkung von Licht und/oder Luftsauerstoff in wäßrigen Epinephrinlösungen gebildet (Schema 13).

Schema 13

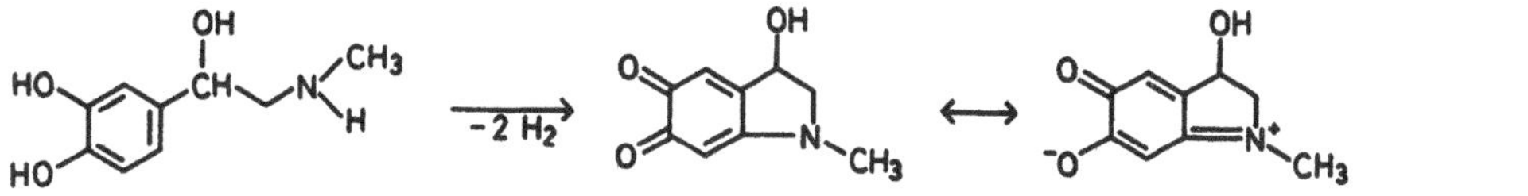

Hydroxylionen beschleunigen den oxidativen Abbau beträchtlich. Im Alkalischen kommt es durch Reaktion der Oxidationsprodukte leicht zur Polymerisation unter Dunkelfärbung der Lösung und Ausfällungen. Das Stabilitätsmaximum liegt bei pH-Werten zwischen 3,0 und 3,8. In diesem Bereich verläuft auch die $H^{\oplus}$-katalysierte Racemisierung am langsamsten (vgl. 3.6.), so daß wäßrige Epinephrinlösungen auf einen pH-Wert in diesem Bereich eingestellt werden sollten. Zur Stabilisierung dient die Ampullierung unter Inertgas-Schutzbegasung (N_2, He) sowie ein Antioxidanszusatz (Natriumhydrogensulfit, Ascorbinsäure). Mit Natriumhydrogensulfit kann eine Reaktion zu Epinephrin-α-sulfonsäure [(3,4-Dihydroxyphenyl)-2-methylaminoethansulfonsäure] erfolgen, was — wie Oxidation und Racemisierung — mit einem Wirkungsabfall bzw. -verlust verbunden ist. Gleichzeitig, jedoch langsamer als Epinephrin, reagieren auch Norepinephrin und Levodopa mit Luftsauerstoff und/oder Licht.

Menadion (2-Methyl-1,4-naphthochinon) ist als p-Chinonderivat oxidations- und lichtempfindlich. Mit Luftsauerstoff entsteht bei Lichteinwirkung das 2,3-Epoxid, das durch Licht in 3-Hydroxymenadion umgelagert wird.

p-Aminosalicylsäure (PAS) ist in wäßrigen Lösungen — in fester Form auch als Natrium- oder Calciumsalz in Gegenwart von Feuchtigkeit — außerordentlich oxidationsempfindlich. Licht, Schwermetall- und Hydroxylionen wirken begünstigend. Es entstehen braun oder schwarz gefärbte Abbauprodukte (Polymerisate), deren Bildungsmechanismus noch nicht geklärt ist. Zudem unterliegt PAS besonders leicht in saurem Milieu einer Decarboxylierung unter Bildung des hochtoxischen m-Aminophenols. Diese Reaktion wird offenbar durch Zugabe des Antioxidans Ascorbinsäure noch beschleunigt. Das Stabilitätsoptimum wäßriger PAS-Lösungen liegt im pH-Wertbereich von 7,5 ... 8,5.

Reduktiv wirksame α-Ketolstrukturen finden sich als C-17-Substituenten bei allen als Glucocorticoide therapeutisch verwendeten Steroiden. Sie sind oxidationsempfindliche Struktureinheiten. Mit Luftsauerstoff erfolgt in alkalischer Lösung Oxidation zu einem Hydroxyaldehyd. Nachfolgende Umlagerung führt zu einer Carbonsäure. Daneben erfolgt auch Oxidation am C-21 zum α-Ketoaldehyd, der in eine α-Hydroxycarbonsäure übergeht. Diese Reaktion läuft auch bei der analytisch genutzten Umsetzung mit Triphenyltetrazoliumchlorid (TTC-Reaktion) ab. Ein weiteres, nichtoxidativ gebildetes Abbauprodukt ist ein durch Umlagerung entstehendes Aldol, das in einer schnellen Reaktion unter Eliminierung von Glycolaldehyd in ein C-17-Keton übergeht (Schema 14). Schließlich unterliegen α-Ketole auch fotochemischen Degradationen.

Schema 14

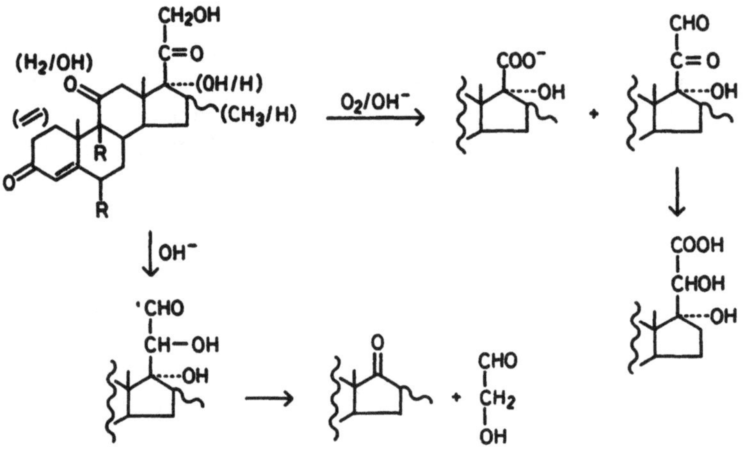

Schema 15

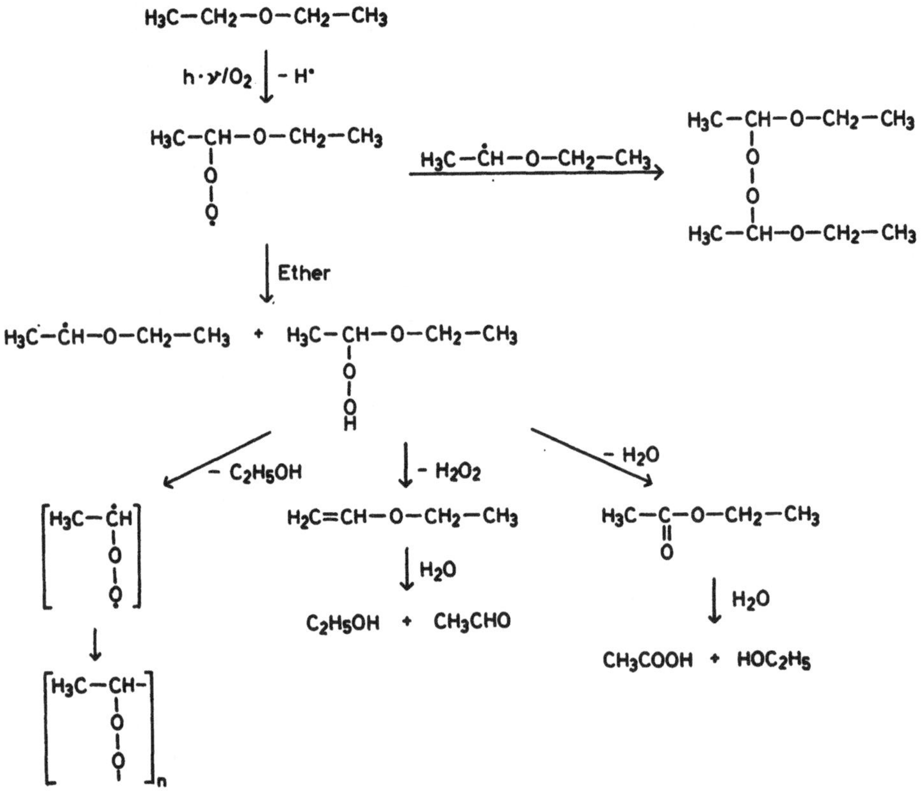

Diethylether wird durch Luftsauerstoff und durch Lichteinwirkung über die Bildung von Hydroperoxid, das nach Ethanolabspaltung in explosives polymeres Etherperoxid übergeht, abgebaut. Das Hydroperoxid kann auch zu Wasserstoffperoxid und Vinylethylether zerfallen, dessen Hydrolyse Acetaldehyd und Ethanol ergibt. Außerdem ist aus dem Hydroperoxid die Bildung von Essigsäureethylester möglich, der durch Feuchtigkeit zu Ethanol und Essigsäure hydrolysiert wird. Essigsäure entsteht ebenfalls bei der Oxidation von Acetaldehyd durch Hydroperoxide. Für die Autoxidation wird eine radikalische Kettenreaktion angenommen (Schema 15). Sie kann durch Licht- und Sauerstoffausschluß (vollständig gefüllte Braunglasflaschen) und Zusatz von Antioxidantien (Gallussäurepropylester) weitgehend zurückgedrängt werden.

β-Enolstrukturen finden sich z. B. in dem in der Veterinärmedizin zur Östrusregulation verwendeten Prostaglandinderivat Cloprostenol. Durch Luftsauerstoff erfolgt u. a. Oxidation am C-15 zu biologisch nahezu inaktiven 15-Oxoverbindungen (Schema 16).

Schema 16

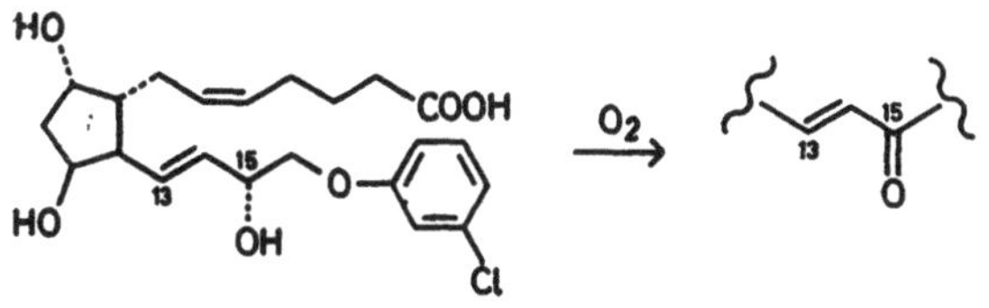

Endiolstrukturen, wie sie in Ascorbinsäure und anderen Reduktonen vorliegen, zeichnen sich durch eine hohe Oxidationsempfindlichkeit aus. So geht Ascorbinsäure in wäßrigen Lösungen sowie in fester Form in Gegenwart von Feuchtigkeit und Luftsauerstoff, stark gefördert durch Schwermetallionen (Kupfer(II)-ionen), in einer paarweisen, reversiblen Dehydrierungsreaktion in Didehydroascorbinsäure über, deren Lactonring in einer irreversiblen Folgereaktion leichter als bei Ascorbinsäure zu 2,3-Diketo-α-gulonsäure (weiterer Zerfall zu Oxal- und α-Threonsäure) hydrolysiert wird (Schema 17). In festen Zubereitungsformen ist die Folgereaktion von untergeordneter Bedeutung. In wäßrigen Lösungen wird Ascorbinsäure auch unter Sauerstoffausschluß abgebaut. Es entstehen Kohlendioxid und Furfural (Schema 17). Das Stabilitätsoptimum liegt im pH-Wertbereich von 5 ... 7.

Schema 17

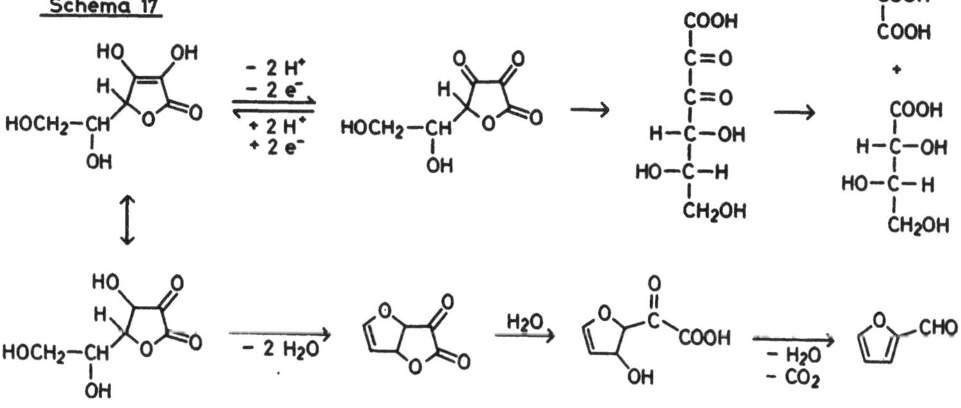

Stabilisierungsmöglichkeiten bestehen in einer Komplexierung der Schwermetallionen z. B. mit Citronensäure.
Ein bekanntes Beispiel für die Oxidation von olefinischen Bindungen ist die im Zusammenhang mit dem Fettverderb stehende, radikalisch verlaufende Autoxidation ungesättigter Fettsäuren, die ähnlich wie beim Diethylether (s. Schema 15) über die Bildung von Alkylperoxid- und Alkylradikalen bzw. von Alkylhydroperoxiden verläuft. Endprodukte des Abbaus sind Aldehyde, Ketone, Säuren, Hydroxy- und Ketosäuren sowie Alkohole und Polymerisate. Die Oxidation verläuft in Gegenwart von Luftsauerstoff und wird durch Licht und Schwermetallionen gefördert. Außerdem können fetteigene Lipoxidasen sowie Enzyme von Mikroorganismen (Schimmelpilze) zum oxidativen Abbau beitragen. Neben Oxidationen sind für den Fettverderb auch chemische und enzymatische Hydrolysen von großer Bedeutung.
Aldehyde, wie Form- oder Acetaldehyd, werden durch Luftsauerstoff leicht zu den entsprechenden Carbonsäuren oxidiert. Im alkalischen Milieu tritt zudem Disproportionierung zu Alkohol und Säure ein. Paraldehyd, das cyclische Trimere des Acetaldehyds, liefert in Reaktion mit Luftsauerstoff in Gegenwart von Feuchtigkeit und auch unter Lichteinwirkung Acetaldehyd, Essigsäure und Peroxide. Chloralhydrat reagiert ebenfalls mit Luftsauerstoff und Licht unter Bildung von Salzsäure, Chlorgas und Kohlendioxid.
Polyaromaten vom Typ der Phenothiazine und anderer tricyclischer Psychopharmaka sind außerordentlich licht- und oxidationsempfindliche Verbindungen. Phenothiazine liefern in Abhängigkeit von der Kettenlänge des aliphatischen Aminoalkylrestes unterschiedliche Abbauprodukte. Propylaminderivate vom Typ des Chlorpromazins liefern hauptsächlich Sulfoxide, dagegen unterliegen Ethylaminoderivate vom Typ des Promethazins der Seitenkettenabspaltung und Oxidation des Heterocyclus zum Phenothiazin-3-on. Der erste Schritt des Abbaus ist die unter Licht- und Sauerstoffeinwirkung erfolgende, durch Schwermetallionen geförderte Radikalbildung unter Eliminierung eines Elektrons. Das mesomeristabilisierte farbige Radikal disproportioniert insbesondere in alkalischem Milieu in Ausgangsverbindung und Phenazathioniumion (Schema 18). Durch Zugabe von Anti-

Schema 18

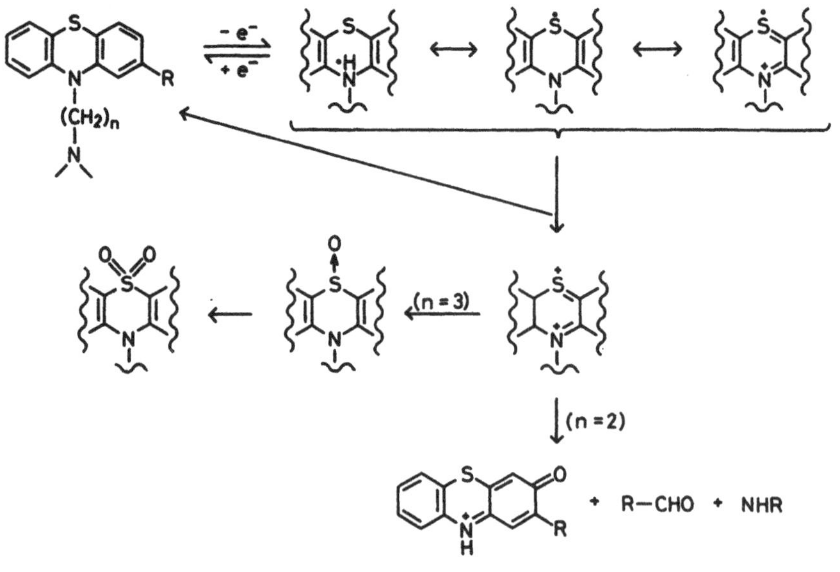

oxidantien (Ascorbinsäure) sind Phenothiazinsalzlösungen stabilisierbar. Lichtschutz sollte gewährleistet sein.
Imipramin wird durch Luftsauerstoff, Feuchtigkeit und Licht unter Hydroxylierung, Seitenkettenabspaltung und Ringverengung abgebaut. Es entstehen 10-Hydroxyderivate, die unter Wasserabspaltung in Iminostilbenderivate übergehen, Iminodibenzyl und Acridanderivate (Schema 19).

Schema 19

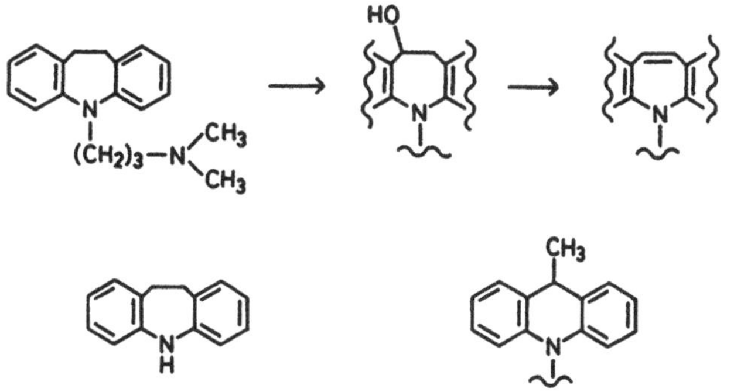

Ebenfalls durch Licht, Luftsauerstoff und Wasser wird Noxiptilin hauptsächlich zum 10-Hydroxy-11-hydro-5H-dibenzo[a,d]cyclohepten-5-on sowie die dazu analoge 10,11-Dihydroverbindung abgebaut (Syntheseumkehr) (Schema 20).
Für den Abbau des Polyenols Retinol wird ein radikalischer Angriff von Sauerstoff, begünstigt durch Lichteinwirkung, unter Epoxidierung der 5,6-Doppelbindung angenommen.

Schema 20

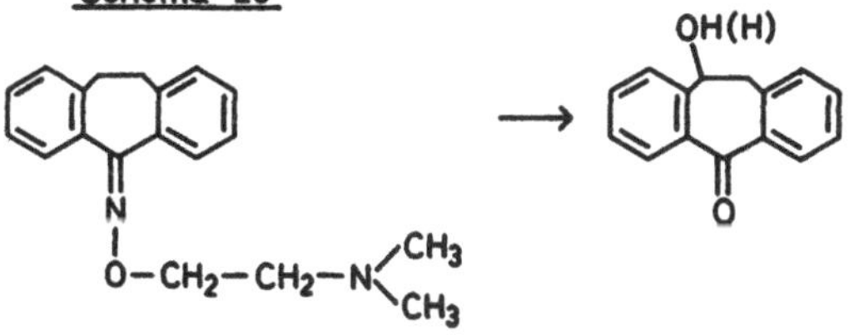

3.5. Licht

Licht induziert nicht nur Oxidationen, sondern kann selbst auch zu chemischen Abbaureaktionen beitragen. Allerdings muß man bei oxidationsempfindlichen Strukturen (s. Tab. 3) auch stets mit fotochemischen Umsetzungen rechnen. Insbesondere Licht des kurzwelligen Teils des sichtbaren Spektrums und UV-Licht sind als Degradationen auslösende Umweltfaktoren zu beachten. Wird eine derartige elektromagnetische Strahlung von Arzneistoffen absorbiert, so kann dies zum Abbau führen oder die absorbierte Lichtenergie wird in Wärme umgewandelt oder in Form der Fluoreszenz oder Phosphoreszenz als Licht anderer Wellenlänge abgestrahlt. Es werden nur einige unter Lichteinwirkung ablaufende Reaktionen beispielhaft betrachtet (s. auch 3.4.), dabei handelt es sich vorrangig um Epimerisierungs- und andere Umlagerungsreaktionen.

Der Calciumantagonist Nifedipin erfährt unter Lichteinwirkung eine Umlagerung in das entsprechende 4-(2-Nitrosophenyl)-pyridin-derivat (Schema 21).

Schema 21

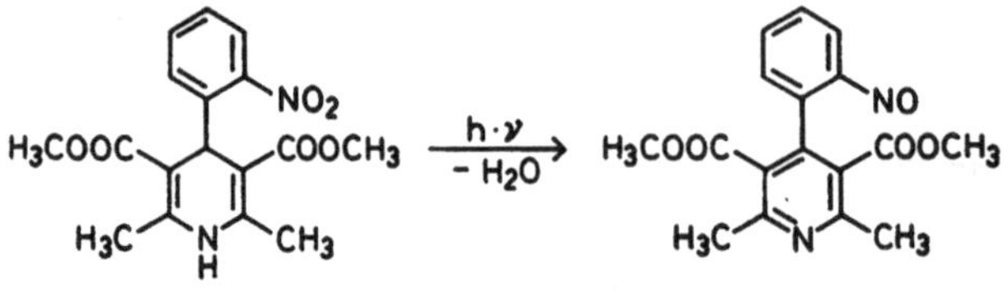

Mutterkornalkaloide lagern bei Einwirkung von Licht und bei Anwesenheit von Feuchtigkeit Wasser an die 9,10-Doppelbindung unter Bildung der sog. Lumiderivate an (Schema 22). Diese Reaktion wird durch Protonen beschleunigt und liefert ein Stereoisomerengemisch mit unterschiedlicher Konfiguration am C-10.

Schema 22

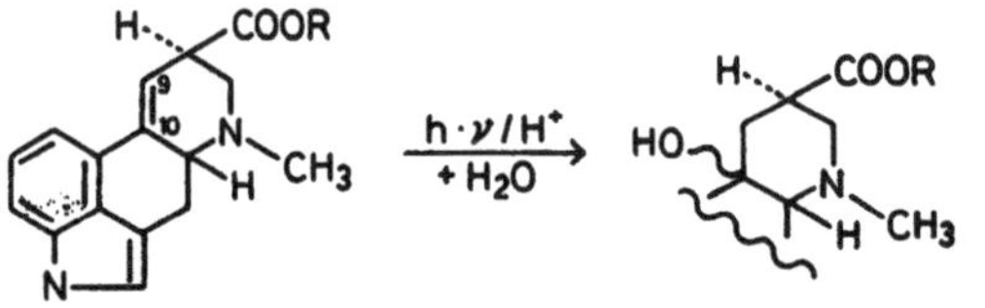

Ebenfalls H$^{\oplus}$-katalysiert erfolgt durch Lichteinwirkung die Epimerisierung des Reserpins zu 3-Isoreserpin. Der Mechanismus scheint in einer Öffnung des Ringes C durch Protonenanlagerung am C-2 zu bestehen, dessen Rückreaktion sowohl die α- als auch die β-Stellung des Wasserstoffatoms am C-3 zuläßt (Schema 23). Daneben wird Reserpin durch Luftsauerstoff in 3-Dehydroreserpin und anschließend in das 3,4,5,6-Tetradehydroreserpin übergeführt.

Schema 23

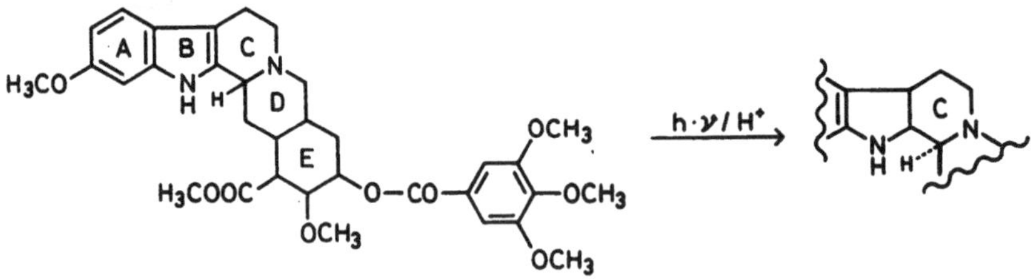

Auch Dimerisierungen sind als Folge von fotochemischen Prozessen bekannt. So wird Menadion durch Lichteinwirkung in sein Dimerengemisch umgewandelt (Schema 24).

Schema 24

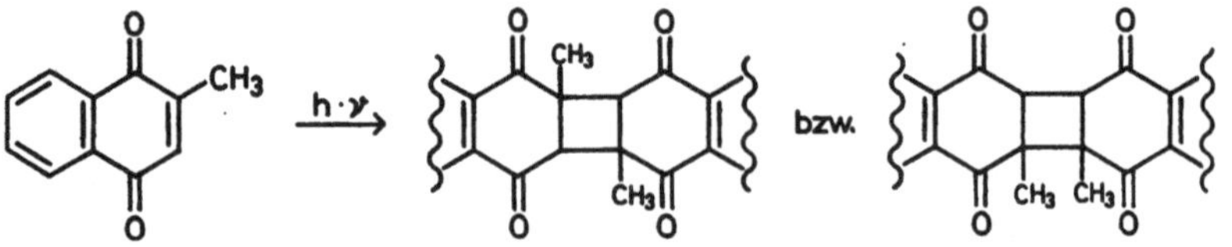

Lichtempfindliche Arzneistoffe bedürfen bei Lagerung eines Lichtschutzes, der am besten durch Aufbewahrung der Arzneimittel in Braunglasflaschen erreicht wird, die etwa 95 % des einfallenden UV-Lichtes absorbieren.

3.6. pH-Wert

Viele der vorstehend aufgeführten Abbaureaktionen (Solvolysen, Oxidationen, Decarboxylierungen, Epimerisierungen usw.) sind bezüglich ihrer Reaktionsgeschwindigkeit stark vom pH-Wert abhängig (s. 4.1.2.1.1.). Durch Einstellen der Lösungen auf den pH-Wert, bei dem die Reaktion am langsamsten verläuft, wird zur Stabilität und damit zur Lagerungsfähigkeit der betreffenden wäßrigen Arzneizubereitungen beigetragen. Da der physiologische pH-Wert stets zu berücksichtigen ist, muß häufig hinsichtlich optimaler pH-Wert-Einstellung ein Kompromiß eingegangen werden.
Dies trifft auch für die zumeist mit Qualitätsminderung oder -verlust verbundenen Racemisierungsvorgänge bei asymmetrisch strukturierten Arzneistoffen zu. Racemisierungen sind stets dann mit einem Qualitätsverlust verbunden, wenn es sich um stereospezifisch oder -selektiv wirksame Verbindungen handelt (z. B. Enantiomere und Diastereomere des Ephedrins).
Für den Verlauf von Racemisierungen in wäßrigen, alkoholischen oder anderen polaren Lösungen wird die Bildung symmetrischer Zwischenstufen, z. B. von Carbeniumionen, angenommen (Schema 25). Im angegebenen Beispiel ist die Racemisierung $H^{\oplus}$-katalysiert. Durch Vermeidung polarer Lösungsmittel und/oder Wahl eines geeigneten pH-Wertes lassen sich Racemisierungen zurückdrängen.

Schema 25

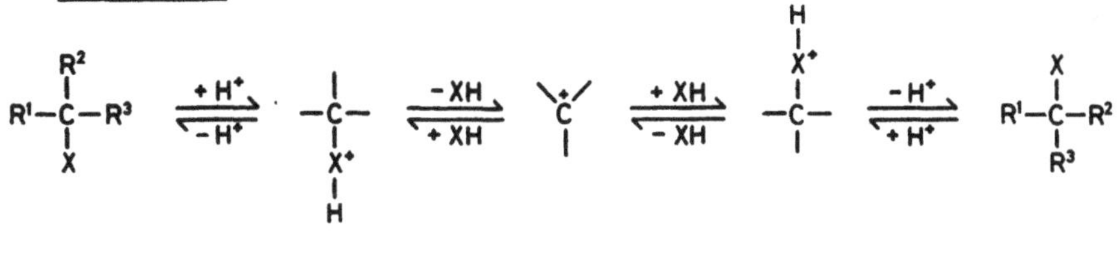

4. Stabilitätsprüfung

Voraussetzung für die sichere Bestimmung der Stabilität eines Arzneimittels ist eine umfassende Aufklärung der physikalischen, physikalisch-chemischen, chemischen und mikrobiologischen Vorgänge, die zu einer Veränderung eines Arzneimittels führen. In Tab. 4 sind — geordnet nach der Art der Prüfungen — die bedeutungsvollsten Veränderungen, deren Ursachen und einige ihrer Auswirkungen auf die Brauchbarkeit der Arzneimittel aufgeführt. Auf Grundlage der durch die Prüfungen erhaltenen Kenntnisse ist es einerseits möglich, Verfahren zur Stabilitätsbestimmung zu optimieren (z. B. hinsichtlich des Zeitbedarfs oder der Prüfmethoden), andererseits können innerhalb bestimmter Grenzen Aussagen über Möglichkeiten zur Erhöhung der Haltbarkeit und vor allem gesicherte Aussagen über Haltbarkeit, Verwendbarkeitsdauer, Lagerungsfähigkeit und Lagerungsbedingungen abgeleitet werden.

4.1. Chemische Stabilitätsprüfung

4.1.1. Allgemeines

Wesentliche Bedeutung kommt der chemischen Stabilitätsprüfung zu. In Abhängigkeit von der Zustandsform des Arzneimittels (fest, fest-flüssig, gelöst) werden mit Hilfe der Gesetzmäßigkeiten der Kinetik heterogener bzw. homogener Reaktionen die temperaturabhängigen Reaktionen bezüglich der interessierenden Reaktionsgeschwindigkeiten der Abbaureaktionen untersucht. In Arzneizubereitungen können dabei mehrere unterschiedliche Reaktionen gleichzeitig oder nachfolgend ablaufen, die stets mit einer unerwünschten Veränderung des(der) Arzneistoffes(e) verbunden sind. Die summarische Erfassung aller Reaktionen gelingt im allgemeinen im (isothermen) Langzeitversuch (bei 21 °C) unter Zuhilfenahme von Analysenmethoden, die den(die) Arzneistoff(e) spezifisch erfassen (HPLC, HPTLC, Kapillargaschromatografie, thermoanalytische Methoden u. a.). In Anbetracht der Langwierigkeit dieses Tests (mehrere Monate bis zu mehreren Jahren) wird seit den fünfziger Jahren die Anwendung von Kurzzeittests bei erhöhten Temperaturen in verschiedenen Variationen diskutiert und praktiziert, aus deren Ergebnissen auf das reaktionskinetische Verhalten des Arzneimittels bei Raumtemperatur extrapoliert wird. Dabei hat es sich immer wieder gezeigt, daß häufig keine Kongruenz der Ergebnisse des Langzeittests mit denen des Kurzzeittests zu erzielen ist. Um diese divergierenden Ergebnisse auszuschließen, hat letztendlich nur das Ergebnis des Langzeittests verbindlichen Charakter. Kurzzeitests werden demzufolge vor allem in sog. orientierenden Vorversuchen mit dem reinen Arzneistoff angewendet. Prinzipiell sollte es jedoch — unter weitgehender

Berücksichtigung aller das Ergebnis der Kurzzeittests beeinflussenden Faktoren — möglich sein, aus den Kurzzeittests gesicherte Aussagen zu erhalten.
Unter diesem Gesichtspunkt werden im folgenden nach einer kurzen Behandlung physikalisch-chemischer Grundlagen die Methoden der chemischen Stabilitätsprüfung am Beispiel simulierter reaktionskinetischer Daten dargestellt und kritisch bewertet. Der Schwerpunkt liegt dabei auf der Behandlung von Arzneistofflösungen.

4.1.2. Physikalisch-chemische Grundlagen

Die Frage nach der Stabilität eines Arzneimittels ist die Frage nach der Geschwindigkeit der stets ablaufenden Reaktion(en), in deren Folge der Gehalt des Arzneimittels abnimmt und zumeist unwirksame und/oder toxische Abbauprodukte entstehen. Mit den Mitteln und Methoden der chemischen Kinetik ist es möglich, diese ablaufenden Zerfallsreaktionen hinsichtlich Mechanismus und Geschwindigkeit zu untersuchen und daraus Schlußfolgerungen z. B. über den Einfluß der Temperatur oder auch anderer Parameter abzuleiten [5, 11, 14, 16, 25, 40, 42, 44].

4.1.2.1. Kinetik homogener Reaktionen

4.1.2.1.1. Zeitgesetze

Läuft eine Reaktion in einer Phase ab (z. B. gelöste Substanz im Lösungsmittel), handelt es sich um eine homogene Reaktion. Verläuft eine solche Reaktion nach der allgemeinen Bruttogleichung

$$A \rightarrow C + D\,, \tag{1}$$

so ist die Geschwindigkeit zu einem bestimmten Zeitpunkt gegeben durch

$$v = -\mathrm{d}[A]/\mathrm{d}t\,. \tag{2}$$

Dabei ist $[A]$ die Konzentration des Stoffes A. Das negative Vorzeichen wird gewählt, weil $[A]$ mit der Zeit abnimmt. Entstehen aus 1 Mol A jeweils 1 Mol D und 1 Mol C, gilt auch

$$v = -\mathrm{d}[A]/\mathrm{d}t = \mathrm{d}[C]/\mathrm{d}t = \mathrm{d}[D]/\mathrm{d}t\,. \tag{3}$$

Man findet im Fall von Reaktion (1) oft, daß die Änderung der Konzentration von A mit der Zeit proportional der jeweils vorhandenen Konzentration ist:

$$v = -\mathrm{d}[A]/\mathrm{d}t = k[A]\,, \tag{4}$$

$$v = \mathrm{d}[C]/\mathrm{d}t = k[A]\,. \tag{5}$$

Dabei wird der Proportionalitätsfaktor k als Geschwindigkeitskonstante der Reaktion (RGK) bezeichnet. Es handelt sich dann um eine Reaktion 1. Ordnung. Definitionsgemäß ist nämlich die Ordnung einer Reaktion gleich der Summe der Exponenten der Konzentrationen im Geschwindigkeitsgesetz. In Gl. (4) tritt nur $[A]$ mit dem Exponenten 1 (in diesem Fall nicht extra anzugeben) auf.

Tabelle 4
Stabilitätsprüfung (nach [18])

Prüfungen	Zielgröße	qualitätsmindernde Veränderung	Ursache	mögliche Auswirkung
Organoleptische	Aussehen, Geruch, Geschmack, Homogenität	Verfärbung, Phasentrennung und Niederschlagsbildung, Geruchs- und Geschmacksveränderungen, mikrobiologische Kontamination	Luftsauerstoff, Wärme, Feuchtigkeit, Licht, Stoffwechsel der Mikroorganismen	Verderben, Inhomogenität, unschönes Aussehen (Verfärbungen müssen nicht mit Gehaltsabnahme des Wirkstoffes oder Wirkungsabnahme verbunden sein)
Chemische	Gehaltsabnahme an Wirk- und Hilfsstoffen, Identifizierung und Strukturaufklärung der Abbauprodukte, u. U. Gehaltszunahme an Abbauprodukten, Bioverfügbarkeit	Konzentrationsabnahme an Wirk- und Hilfsstoffen, Homogenitätsänderung (Ausfällung), Geruchs- und Geschmacksänderung, Verfärbungen, pH-Wert-Änderung, Abnahme der Wirksamkeit von Konservierungsmitteln und Antioxydantien	Luftsauerstoff, Wärme, Wasser (Feuchtigkeit) und Lösungsmittel, Licht, Racemisierung, chemische Wechselwirkung Wirkstoff-Wirkstoff oder Wirkstoff-Hilfsstoff (Komplexbildung, Maskierung), Wechselwirkung mit Verpackung	verminderte oder verstärkte Wirksamkeit, Erhöhung der Toxizität, veränderte Bioverfügbarkeit, allergische Reaktionen, mikrobiologische Kontamination

Physikalische und physikalisch-chemische	pH-Wert, Ionisationsgrad, pK-Wert, Teilchengröße und -verteilung, Polymorphie, Dichte, Viskosität, Schmelzverhalten, Fließverhalten, Mechanische sowie Biege- und Druckfestigkeit, Zerfallszeit, Lösungsgeschwindigkeit, Masseabweichung, Hygroskopizität, Konsistenz und Spreitung, Dispersitätsgrad, Leitfähigkeit, Assoziate und Molekülkomplexe, Arzneistoffliberation	pH-Wert-Verschiebung, Rekristallisation und Kristallwachstum, Modifikationsänderung, Sedimentation, Nachhärtung von Zäpfchen und Salben, Druckfestigkeits-, Konsistenz- und Zerfallszeitänderung, Änderung der Auflösungsgeschwindigkeit, Aufrahmen und Koaleszenz, veränderte Arzneistoffliberation	Feuchtigkeit, Wärme chemischer Abbau, Wechselwirkungen Arzneistoff-Hilfsstoff bzw. Arzneistoff-Verpackung	zu große Teilchen, zu geringe Viskosität, Tabletten zu weich, Zäpfchen und Salbe zu fest, veränderte Wirkstofffreigabe, veränderte Resorption, geminderter Gebrauchswert
Mikrobiologische	Gehalt an Konservierungsmittel, Mikroorganismen-Nachweis (Keimzahl), Sterilitätsprüfung	Geruch, Geschmack, Aussehen, Abbau von Wirkstoffen und Konservierungsmittel, Phasentrennung, toxische Stoffwechselprodukte der Mikroorganismen	Undichtigkeit, Durchlässigkeit, Wärme, Feuchtigkeit (Wasser), Stoffwechsel der Mikroorganismen, zu geringe Konzentration an Konservierungsmittel	Keimwachstum, Verderben, Anwendung eingeschränkt oder ausgeschlossen

Durch Lösung der Differentialgleichung (4) kann der Zusammenhang zwischen $[A]$ und der Zeit t bestimmt werden.
Durch Trennung der Variablen in Gl. (4) erhält man:

$$\mathrm{d}[A]/[A] = -k\,\mathrm{d}t\,. \tag{6}$$

Die unbestimmte Integration ergibt:

$$\ln[A] = -k \cdot t + \ln[A]_0\,. \tag{7}$$

Eine grafische Auftragung von $\ln[A]$ als Funktion der Zeit ergibt also im Fall einer Reaktion 1. Ordnung eine Gerade, deren Anstieg $-k$ und deren Schnittpunkt mit der Ordinate $\ln\,[A]_0$ ($[A]_0$ = Konzentration des Stoffes A zum Zeitpunkt t_0) ergibt. Aus Gl. (7) kann auch eine Beziehung für die Halbwertszeit hergeleitet werden, indem für $\ln[A]$ die halbe Anfangskonzentration gesetzt wird:

$$\ln([A]_0/2) = \ln[A]_0 - \ln 2 = -k \cdot t_{0,5} + \ln[A]_0\,, \tag{8}$$

$$t_{0,5} = \ln 2/k\,. \tag{9}$$

Analog ergibt sich für die Zeit, nach der noch 90% des Ausgangsstoffes vorhanden sind

$$t_{0,9} = \ln 1{,}11/k\,. \tag{10}$$

Verläuft eine Reaktion nach dem Schema (vgl. 3.2.)

$$A + B \rightarrow C + D \tag{11}$$

und läßt sich ihre Geschwindigkeit durch

$$v = -\mathrm{d}[A]/\mathrm{d}t = -\,\mathrm{d}[B]/\mathrm{d}t = k \cdot [A] \cdot [B] \tag{12}$$

beschreiben, so handelt es sich definitionsgemäß um eine Reaktion 2. Ordnung. Falls die Anfangskonzentration $[A]_0$ und $[B]_0$ gleich sind, lautet das Zeitgesetz

$$1/[A] = k \cdot t + 1/[A]_0\,, \tag{13}$$

und die Halbwertszeit wird berechnet nach

$$t_{0,5} = 1/[A]_0\,k\,. \tag{14}$$

Sie hängt also im Gegensatz zu einer Reaktion 1. Ordnung von der Anfangskonzentration ab.
Bei $[A]_0 \neq [\mathrm{B}]_0$ lautet das Zeitgesetz:

$$(1/([B]_0 - [A]_0)) \cdot \ln([A]_0([B]_0 - x)/[B]_0([A]_0 - x)) = kt\,, \tag{15}$$

wobei die Umsatzvariable x gegeben ist durch

$$x = [B]_0 - [B] = [A]_0 - [A] . \tag{16}$$

In diesem Fall erhält man durch die grafische Darstellung von $\ln(([B]_0 - x)/([A]_0 - x)$ $= \ln([B]/[A])$ als Funktion der Zeit eine Gerade mit dem Anstieg $([B]_0 - [A]_0)\,k$.
Ist bei einer Reaktion 2. Ordnung die Konzentration eines Reaktionspartners gegenüber der des zweiten Reaktionspartners so groß, daß sie sich während der Reaktion praktisch nicht verändert, kann sie in die Geschwindigkeitskonstante einbezogen werden:

$$\mathrm{d}[A]/\mathrm{d}t = k[A]\,[B] = k'[A] . \tag{17}$$

Das kann z. B. der Fall sein, wenn eine Reaktion in wäßriger Lösung abläuft und Wasser einer der Reaktionspartner ist oder wenn in einer gepufferten Lösung $H^{\oplus}$ oder $OH^{\ominus}$ als Reaktionspartner auftreten (vgl. 3.2.). Eine solche Reaktion wird dann durch das Zeitgesetz 1. Ordnung beschrieben. Oft wird dabei der Ausdruck „Reaktion pseudo-1. Ordnung" verwendet.
Darüber hinaus gibt es auch Reaktionen höherer oder gebrochener Ordnung.
Prinzipiell ist es nicht möglich, die Reaktionsordnung aus der Reaktionsgleichung abzuleiten. Die Frage nach der Reaktionsordnung kann nur durch das Experiment beantwortet werden, wobei im allgemeinen eine grafische Auftragung nach den einzelnen Zeitgesetzen probiert wird, bis sich eine Gerade ergibt. Oft ist es möglich, durch Wahl der Bedingungen die Reaktionsordnung in bestimmten Grenzen „nach Wunsch" zu verändern. Das kann z. B. durch Veränderung der Konzentrationsverhältnisse — analog (17) — oder durch Wahl des Lösungsmittels erfolgen, wobei teilweise auch die Art der Reaktionsprodukte verändert werden kann [25, 40]. Neben diesen beschriebenen Einzelreaktionen gibt es auch zusammengesetzte (komplexe) Reaktionen. Einige Grundtypen sind:

— Gleichgewichtsreaktionen

$$\text{Schema:}\ A \underset{k_2}{\overset{k_1}{\rightleftharpoons}} C + D . \tag{18}$$

Verläuft die Hinreaktion nach dem Zeitgesetz

$$\mathrm{d}[A]/\mathrm{d}t = -k_1[A] \quad \text{(vgl. Gl. (4))} \tag{12}$$

und die Rückreaktion nach

$$\mathrm{d}[A]/\mathrm{d}t = k_2[C]^2 \tag{19}$$

(da gleiche Mengen C und D entstehen und wenn $[C]_0 = [D]_0 = 0$ sind), so lautet das Zeitgesetz für die Gesamtreaktion

$$\mathrm{d}[A]/\mathrm{d}t = k_2[C]^2 - k_1[A] . \tag{20}$$

Sind die Anfangskonzentrationen von C und D gleich Null und liegt das Gleichgewicht hinreichend weit auf Seite der Produkte, kann eine solche Reaktion zu Beginn durch ein Zeitgesetz 1. Ordnung beschrieben werden.

— Folgereaktionen

$$\text{Schema: } A \xrightarrow{k_1} C \xrightarrow{k_2} D . \tag{21}$$

Ist das Produkt einer Reaktion nicht beständig und reagiert es in einer neuen Reaktion weiter, erfolgen die Änderungen der Konzentration der einzelnen Stoffe nach

$$\mathrm{d}[A]/\mathrm{d}t = -k_1[A] , \tag{5}$$

$$\mathrm{d}[C]/\mathrm{d}t = k_1[A] - k_2[C] , \tag{22}$$

$$\mathrm{d}[D]/\mathrm{d}t = k_2[C] . \tag{23}$$

Unterscheiden sich die RGK wesentlich voneinander, kann sich das Zeitgesetz vereinfachen.
Für alle zusammengesetzten Reaktionen gilt allgemein: Die langsamste Teilreaktion bestimmt die Geschwindigkeit der Gesamtreaktion.
Bei der Stabilitätsuntersuchung von Arzneimitteln ist nur die Änderung der Konzentration des Ausgangsstoffes von Interesse. Bei Folgereaktionen reduziert sich das Problem also meist auf eine Anwendung von Gl. (5) oder Gl.(12).

— Parallelreaktionen

$$\text{Schema: } A \begin{cases} \xrightarrow{k_1} C \\ \xrightarrow{k_2} D \end{cases} \tag{24}$$

Bei Parallelreaktionen (Simultan-, Konkurrenzreaktionen) entstehen aus dem Ausgangsstoff durch unterschiedliche Reaktionen zwei (oder mehr) Produkte. Das Zeitgesetz lautet dann

$$\mathrm{d}[A]/\mathrm{d}t = -k_1[A] - k_2[A] = -(k_1 + k_2)\,[A] . \tag{25}$$

Bei Stabilitätsuntersuchungen kann auch hier die Behandlung nach einem Zeitgesetz 1. Ordnung erfolgen, sofern man nur bei einer Temperatur arbeitet. Aus der Auftragung $\ln [A] = f(t)$ erhält man aus dem Anstieg der Geraden dann $k' = k_1 + k_2$ als Geschwindigkeitskonstante. Arbeitet man bei mehreren höheren Temperaturen, z. B. um auf die Geschwindigkeit bei Lagertemperatur zu extrapolieren, müssen stets die Geschwindigkeiten der Teilreaktionen getrennt ermittelt werden.

Bei den dargestellten Grundtypen von zusammengesetzten Reaktionen sind natürlich außer den Einzelreaktionen 1. Ordnung auch solche höherer Ordnung möglich. In den Reaktionsschemata (18), (21) und (24) kann z. B. stets noch ein Ausgangsstoff B an der Reaktion beteiligt sein, so daß die Zeitgesetze unter Einbeziehung von $[B]$ analog zu den angeführten zu formulieren sind (vgl. z. B. [40]).
Für Stabilitätsuntersuchungen von Interesse sind weiterhin

— Katalytische Reaktionen

$$\text{Schema: } A + K \rightleftharpoons AK ; \quad AK + B \rightarrow C + D + K . \qquad (26)\,(27)$$

K — Katalysator

Da ein Katalysator nur beschleunigen kann, läuft parallel dazu auch stets die nicht-

katalysierte Reaktion ab, deren Geschwindigkeit jedoch gegenüber der katalysierten Reaktion vernachlässigbar klein sein kann.
Bei der Hydrolyse von Estern wirken z. B. $H^{\oplus}$- und $OH^{\ominus}$-Ionen (spezifische Säure-Base-Katalyse) oder außerdem andere BRÖNSTED-Säuren und -Basen (allgemeine Säure-Base-Katalyse) katalytisch (vgl. 3.2.).
Für die Geschwindigkeit der Reaktion gilt (bei Vernachlässigung der allgemeinen Säure-Base-Katalyse):

$$d[A]/dt = -(k_0 + k_1[H_3O^{\oplus}] + k_2[OH^{\ominus}])\,[A]\,; \tag{28}$$

dabei sind k_0 die RGK der nichtkatalysierten, k_1 der $H_3O^{\oplus}$-katalysierten und k_2 der $OH^{\ominus}$-katalysierten Reaktion. Betrachtet man die Hydrolyse eines Esters in einer stark sauren, gepufferten Lösung, können k_0 und $k_2[OH^{\ominus}]$ vernachlässigbar klein gegen $k_1[H_3O^{\oplus}]$ sein. Da in diesem Fall $[H_3O^{\oplus}]$ konstant ist, ergibt sich nach

$$d[A]/dt = -k_1[H_3]^{\oplus}]\,[A] = k'[A] \tag{29}$$

ein Geschwindigkeitsgesetz pseudo-1. Ordnung. Analog trifft das für eine Hydrolyse in stark alkalisch gepufferter Lösung zu.
Bei ungepufferten Lösungen ist zu beachten, daß als Reaktionsprodukt der Hydrolyse eine Säure entsteht.
Arbeitet man im sauren Bereich, wird die Konzentration des Katalysators durch die Reaktion erhöht. Es handelt sich dann um eine Autokatalyse, bei der die Reaktionsgeschwindigkeit bis zu einem bestimmten Umsatz zunimmt.
Arbeitet man im alkalischen Bereich, so wird durch die entstehende Säure der Katalysator $OH^{\ominus}$ neutralisiert, d. h., die Konzentrationen von Ausgangsstoff und Katalysator nehmen ab. Die Geschwindigkeit kann dann durch ein Gesetz 2. Ordnung (12) beschrieben werden.

Auch an diesem Beispiel wird deutlich, daß durch geeignete Wahl der Untersuchungsbedingungen sowohl die mathematische Behandlung vereinfacht werden kann als auch die Bestimmung der Parameter von Teilreaktionen möglich wird.
Eine für die Stabilität von Arzneimitteln bedeutsame Möglichkeit des Abbaus ist der oxidative Abbau, der nach unterschiedlichen Mechanismen ablaufen kann. Oft handelt es sich um radikalische Reaktionen (vgl. 3.4.).
Einige der Hauptursachen sind die Anwesenheit von Sauerstoff, Schwermetallionen (Katalysator) und/oder Lichteinwirkung. Temperatur und pH-Wert können die Geschwindigkeit beeinflussen. Durch Zusatz von Antioxidantien sowie Ausschluß von Sauerstoff (Inertgas), Schwermetallionen (Arbeitstechnik, Einsatz von Komplexbildnern, wie Na-EDTA) und Licht (gefärbte Gefäße) können oxidative und lichtinduzierte Abbaureaktionen weitgehend eingeschränkt werden.
Eine eingehende Behandlung der Kinetik solcher Reaktionen und Möglichkeiten ihrer Untersuchung soll daher hier nicht erfolgen (vgl. hierzu [40]).

4.1.2.1.2. Einfluß der Ionenstärke

Bei Reaktionen, an denen Ionen beteiligt sind, ist zu berücksichtigen, daß die Ionenstärke I der Lösung Einfluß auf die Geschwindigkeit haben kann. Diese wird berechnet nach

$$I = \frac{1}{2}\Sigma c_i z_i^2\,. \tag{30}$$

Dabei sind c_i die jeweiligen Konzentrationen aller in der Lösung vorhandenen Ionen und z_i ihre Ladungen. In die Berechnung der Ionenstärke sind also auch Ionen einzubeziehen, die nicht an der Reaktion beteiligt sind, z. B. Bestandteile des Puffers.
Zwischen der Geschwindigkeitskonstante der Reaktion, der Ladung der (beiden) an der Reaktion beteiligten Partner und der Ionenstärke der Lösung besteht folgender Zusammenhang:

$$\ln k = \ln k_0 + 2\alpha z_A z_B \sqrt{I} . \tag{31}$$

Dabei sind k_0 die RGK der Reaktion bei $I = 0$ (d. h. in unendlich verdünnter Lösung), z_A und z_B die Ladungen der Reaktionspartner und α eine von Lösungsmittel und Temperatur abhängige Konstante (für Wasser bei Raumtemperatur beträgt $2\alpha \approx 1$).
Sind beide Reaktionspartner gleichsinnig geladen, wird somit die Geschwindigkeit der Reaktion mit der Ionenstärke größer, sind sie unterschiedlich geladen, wird sie kleiner.
Im eben genannten Beispiel der Hydrolyse eines Esters treten alle drei Fälle auf:

— Neutraler Ester, Hydrolyse $H^{\oplus}$- oder $OH^{\ominus}$-katalysiert: $z_A z_B = 0$, kein Einfluß;
— Esterkation (protonierte Form des Esters), Hydrolyse $H^{\oplus}$-katalysiert: $z_A z_B = +1$, Erhöhung der RGK mit $\sqrt{I}$;
— Esterkation, Hydrolyse $OH^{\ominus}$-katalysiert: $z_A z_B = -1$, Erniedrigung der RGK mit $\sqrt{I}$.

Der hier beschriebene Einfluß der Ionenstärke auf die RGK wird auch als primärer Salzeffekt bezeichnet.
Der sekundäre Salzeffekt besteht darin, daß der Dissoziationsgrad schwacher Säuren oder Basen durch die Ionenstärke beeinflußt wird, wodurch bei allgemeiner oder spezifischer Säure- oder Basenkatalyse die Konzentration des Katalysators und damit die Reaktionsgeschwindigkeit verändert wird.
Um Ergebnisse der Stabilitätsuntersuchungen vergleichbar zu machen, müssen diese Einflüsse berücksichtigt werden. So kann gemäß Gl.(30) z. B. durch Elektrolytzugabe bei Messungen unter sonst unterschiedlichen Bedingungen die entsprechende Ionenstärke konstant gehalten werden.

4.1.2.2. Kinetik heterogener Reaktionen

Reaktionen, an denen mehrere Phasen beteiligt sind, nennt man heterogene Reaktionen. Je nach Art der aneinandergrenzenden Phasen können das bei Arzneimitteln folgende Systeme sein:

— Fest-fest: Pulver, Tabletten usw.,
— fest-flüssig bzw. plastisch: Suspensionen, Suspensionssalben usw.,
— flüssig-flüssig bzw. plastisch: Emulsionen, Emulsionssalben usw.

Meist verlaufen Reaktionen in heterogenen Systemen nur an der Grenzfläche zwischen den beteiligten Phasen, in der sog. Reaktionszone. Neben der Geschwindigkeit der chemischen Reaktion selbst sind für die Geschwindigkeit der Gesamtreaktion daher die Diffusion der Ausgangsstoffe in die Reaktionszone bzw. die Diffusion der Endprodukte aus der Reaktionszone von Bedeutung. Entsteht im Verlauf der Reaktion eine neue Phase, ergeben sich durch Keimbildung und Keimwachstum weitere Einflüsse [9, 10, 19, 22, 33, 41].

Hinsichtlich der Stabilität fester Arzneistoffe sollen, stark vereinfacht, die folgenden Möglichkeiten diskutiert werden.

4.1.2.2.1. Thermischer Abbau

Bei dieser Art des Abbaus entstehen durch die Reaktionsprodukte neue Phasen. Die bei der Ausbildung einer neuen festen Phase primär entstehenden kleinen Keime sind thermodynamisch instabil. Mit höher werdender Produktkonzentration steigt die Anzahl der sich bildenden Keime, an deren Grenzflächen die Reaktion wiederum schneller abläuft. Ähnlich wie bei einer Autokatalyse steigt also die Reaktionsgeschwindigkeit nach einer Induktionsperiode relativ rasch an, um dann infolge der Bedeckung der Oberfläche der Teilchen des Ausgangsstoffes mit Reaktionsprodukt einem konstanten Wert zuzustreben. Trägt man die Menge eines Abbauproduktes gegen die Zeit auf, erhält man eine s-förmige (sigmoide) Kurve.

4.1.2.2.2. Oxidation durch Luftsauerstoff

Bildet das entstehende Oxidationsprodukt eine festhaftende Schicht auf den Teilchen des Ausgangsstoffes, kann die Reaktion nur dadurch ablaufen, daß einer der Reaktionspartner durch diese Schicht diffundiert. Diese Diffusion ist meist erheblich langsamer als die Reaktion, also geschwindigkeitsbestimmend für die Gesamtreaktion. Da durch die Reaktion die Dicke der Schicht anwächst (proportional der Quadratwurzel aus der Zeit), wird die Reaktion immer langsamer.

4.1.2.2.3. Reaktion eines Feststoffes mit Lösungsmitteln

Dieser Fall kann beim Abbau von Arzneimitteln mit einem Gehalt an Wasser oder Lösungsmitteln auftreten. Ist die Abbaureaktion (z. B. Hydrolyse, Alkoholyse) langsamer als der Vorgang der Auflösung des Feststoffes, wird die Konzentration des Ausgangsstoffes durch die Löslichkeit bestimmt. Solange noch fester Ausgangsstoff vorhanden ist, verläuft die Gesamtreaktion nach 0. Ordnung. Andererseits folgt daraus, daß die Geschwindigkeit der Gesamtreaktion proportional der Menge an Lösungsmittel ist. Ist die Auflösung des Feststoffes langsamer als die Abbaureaktion, wird die Diffusion geschwindigkeitsbestimmend.

4.1.2.2.4. Fotochemischer Abbau

Der fotochemische Abbau bei einem Feststoff verläuft meist nur in einer sehr dünnen Oberflächenschicht, in der das Licht absorbiert wird, sofern nicht durch Diffusionsvorgänge Ausgangsstoff in merklicher Menge an die Oberfläche gelangt. Bei Stabilitätsuntersuchungen muß streng unterschieden werden zwischen diesen durch UV- oder sichtbares Licht hervorgerufenen fotochemischen Reaktionen und den durch den Infrarotanteil von Tages- oder Kunstlicht verursachten thermischen Reaktionen.

Die Behandlung der Kinetik von Feststoffreaktionen ist meist sehr kompliziert, da eine Überlagerung mehrerer Vorgänge auftritt. Obwohl im Zusammenhang mit der Untersuchung thermo-chemischer Vorgänge eine intensive theoretische Behandlung erfolgte, ist eine aufwendige Untersuchung im speziellen Fall selten zu umgehen [10, 44].

Die beschleunigte Durchführung von Stabilitätsuntersuchungen an Arzneistoffen in heterogenen Systemen durch Steigerung der Temperatur führt oft nicht zum Erfolg, da im Fall

des thermischen Abbaus bei höherer Temperatur andere Reaktionen als bei Lagertemperatur vorherrschen bzw. bei Diffusionsprozessen die Steigerung der Geschwindigkeit mit der Temperatur meist zu klein ist.
Im folgenden wird auf die Methoden der Untersuchung von Abbaureaktionen bei Feststoffen nicht eingegangen und auf die Untersuchungen von WOLLMANN u. Mitarb. [50] verwiesen.

4.1.2.3. Temperaturabhängigkeit der Reaktionsgeschwindigkeit

Die Änderung der RGK mit der Temperatur wird in guter Näherung durch die ARRHENIUS-Gleichung beschrieben:

$$\ln k = \ln A - E/RT \tag{32}$$

bzw.

$$k = A \cdot e^{-E/RT}\,. \tag{33}$$

Dabei sind A der Frequenzfaktor (auch als Stoßfaktor, Häufigkeitsfaktor oder Aktionskonstante bezeichnet), E die Aktivierungsenergie und R die Gaskonstante.
Gleichung (33) entspricht in ihrer Form dem BOLTZMANNschen Energieverteilungssatz, und man kann stark vereinfacht sagen, daß bei A Zusammenstößen von Molekülen der Reaktionspartner nur bei einem Bruchteil k die für eine Reaktion erforderliche Mindestenergie E erreicht oder überschritten wird und die Reaktion erfolgt. Da bei vielen Reaktionen nicht nur die Mindestenergie aufgebracht werden muß, sondern auch noch eine bestimmte Orientierung der reagierenden Moleküle beim Zusammenprall gegeben sein muß, enthält der präexponentielle Faktor A noch einen sog. sterischen Faktor. Der Faktor A läßt sich mit Sicherheit nur durch das Experiment bestimmen.
Durch Ableitung von ln k nach der Temperatur in Gl. (32) und Integration in den Grenzen T_1 bis T_2 erhält man

$$\ln k_1 = \ln k_2 - E \cdot \left(\frac{1}{T_1} - \frac{1}{T_2}\right)\Big/ R\,. \tag{34}$$

Man kann also bei Kenntnis von E aus der RGK bei einer Temperatur auf die RGK bei einer anderen Temperatur schließen. Durch Anwendung von Gl. (32) können A und E aus experimentell bestimmten RGK bei mehreren Temperaturen ermittelt werden. Dazu wird ln k als Funktion von $1/T$ aufgetragen. Der Anstieg der so erhaltenen Gerade beträgt $-E/R$. Extrapoliert man die Gerade auf $1/T = 0$, erhält man ln A (vgl. Abb. 1, S. 45).
Direkt abgelesen werden kann ln k bei einer beliebigen anderen Temperatur. Bei Stabilitätsuntersuchungen kann man somit aus isotherm bei mehreren deutlich unterschiedlichen und höheren Temperaturen bestimmten Konzentrations-Zeit-Abhängigkeiten und deren RGK auf die RGK bei Lagertemperatur extrapolieren.
Bei der Anwendung von Gl. (32) muß stets kritisch geprüft werden, ob alle Voraussetzungen dafür gegeben sind. Wichtige mögliche Ursachen für abweichende Ergebnisse sind z. B.:

— Die Konstante k ist die Summe der RGK zweier oder mehrerer Parallelreaktionen [vgl. Gl. (25)]. Jede Einzelreaktion hat im allgemeinen eine andere Aktivierungsenergie und damit eine andere Temperaturabhängigkeit. Äußerlich sichtbar werden kann dieser Sachverhalt durch eine scheinbare Veränderung des Reaktionsmechanismus bei höheren Temperaturen (im Extremfall andere Reaktionsprodukte) als bei tieferer Temperatur und einer Abweichung von der Geraden bei der grafischen Auftragung nach der ARRHENIUS-Gleichung.

— Bei k handelt es sich um die RGK k' einer Reaktion mit einer pseudo-Ordnung [vgl. Gl. (17)]:

$$k' = k[B]\,. \tag{17}$$

Wenn sich die Konzentration von B mit der Temperatur ändert, ist eine Auftragung von $\ln k' = f(1/T)$ nicht gerechtfertigt. Dieser Fall kann eintreten, wenn $[B]$ an einem chemischen Gleichgewicht beteiligt ist. Bei einer Hydrolyse in gepufferten Systemen z. B. sind sowohl das Puffergleichgewicht als auch das Ionenprodukt des Wassers temperaturabhängig.

Darüber hinaus sind sowohl A als auch E temperaturabhängig, was in dem bei Stabilitätsbestimmungen in wäßriger Lösung untersuchten Temperaturbereich allgemein aber keinen wesentlichen Einfluß auf das Ergebnis hat.

4.1.3. Methoden der Stabilitätsprüfung von Lösungen

Im folgenden werden einige in der Literatur beschriebene Methoden der Stabilitätsprüfung vorgestellt [3, 7, 12—14, 20, 23, 24, 26, 27, 30, 34, 35, 39, 46, 49, 51].
Um eine Erprobung der Auswertung nach den Verfahren zu erleichtern, werden die Berechnungen ausführlich dargestellt. Dazu wurden für eine hypothetische Reaktion die Konzentrations-Zeit-Abhängigkeiten berechnet, die unter den Bedingungen der jeweiligen Methode der Stabilitätsprüfung als Meßergebnisse anfallen würden (simulierte Meßkurve) [27]. Für diese hypothetische Reaktion wurden ein einfacher Reaktionsmechanismus und (für Arzneimittel) durchaus übliche kinetische Parameter vorgegeben.
Bei der Auswertung der simulierten Meßkurve wird sich herausstellen, daß nach den einzelnen Verfahren unterschiedliche Werte für die kinetischen Parameter erhalten werden. Das beeinträchtigt nicht die selbständige Erprobung der Auswertung; mögliche Fehlinterpretationen bei der Anwendung der Methoden werden aber deutlich.
Die Parameter bzw. Randbedingungen der hypothetischen Reaktion sind:

$$A \xrightarrow{OH^-} C + D$$

$$k_{25} = 1{,}5 \cdot 10^{-4}\ \mathrm{h}^{-1}$$

$$E = 80\ \mathrm{kJ \cdot mol^{-1}}$$

pH der Lösung: 8,5 (Borax-Puffer); keine Parallelreaktionen, wie z. B. $H^{\oplus}$-Katalyse, allgemeine Säure-Base-Katalyse oder unkatalysierte Reaktion

Bei den unter 4.1.3.3. dargestellten Methoden für nichtisotherme Kurzzeittests werden unter dem Aspekt einer einheitlichen Darstellung die Ableitungen der Grundgleichungen anders als in der Originalliteratur vorgenommen.

4.1.3.1. Langzeittest

Im einfachsten Fall sollte eine Lösung des Arzneimittels in der für die Anwendung beabsichtigten Zusammensetzung bei der üblichen Lagertemperatur so lange gelagert werden, bis der Gehalt des Wirkstoffes nur noch 90% des Ausgangswertes beträgt. Mit etwas größerem Aufwand kann die Konzentrations-Zeit-Abhängigkeit registriert und ausgewertet werden, wobei abhängig von der Präzision des jeweiligen Analysenverfahrens möglichst bis zu einem Abbau von ~50% gemessen werden sollte. Durch diese Auswertung können Reaktionsordnung und Geschwindigkeitskonstante ermittelt werden (vgl. 4.1.2.1.1.), woraus mit ausreichender Sicherheit $t_{0,9}$ bzw. $t_{0,5}$ bestimmt werden können.

Tabelle 5
Beispiel für den Abbau einer Substanz im isothermen Langzeitversuch

t (d)	c (%)
0	100
10	96,5
20	93,0
30	89,8
50	83,5
70	77,7
90	72,3
120	64,9
180	52,3

Beim hypothetischen Beispiel der $OH^{\ominus}$-katalysierten Hydrolyse einer Substanz A in boraxgepufferter Lösung bei einem pH-Wert von 8,5 erhält man die in Tab. 5 dargestellte Konzentrations-Zeit-Abhängigkeit. Die Auftragung von $\ln c = f(t)$ nach Gl. (7) ergibt eine Gerade; es handelt sich also um eine Reaktion 1. Ordnung. Der Anstieg der Geraden beträgt $3{,}61 \cdot 10^{-3}\,d^{-1}$ und stellt die RGK bei 25 °C dar.

$$k_{25} = \frac{\ln 100 - \ln 52{,}3}{180} = 3{,}6 \cdot 10^{-3}\,d^{-1} = 1{,}5 \cdot 10^{-4}\,h^{-1}\,.$$

Nach den Gln. (9) und (10) lassen sich daraus $t_{0,5}$ und $t_{0,9}$ berechnen:

$$t_{0,5} = \frac{\ln 2}{k} = 192{,}5\,d = 4621\,h\,,$$

$$t_{0,9} = \frac{\ln 1{,}11}{k} = 29\,d = 702\,h\,.$$

Wird der Langzeitversuch bei unterschiedlichen pH-Werten durchgeführt, so ist ohne Rechenaufwand der Punkt der größten Stabilität ablesbar.
Mit Rechenaufwand, d. h. mittels einer kinetischen Analyse der in Abhängigkeit vom pH-Wert erhaltenen Abbaugeschwindigkeiten, wird eine Bestimmung der Geschwindigkeits-

konstanten der ablaufenden Parallelreaktionen und damit eine lückenlose Berechnung des pH-Stabilitäts-Profils möglich. Da dann nicht im Stabilitätsmaximum gearbeitet werden muß, verkürzen sich die Versuchszeiten [6, 11, 20, 42].
Der Vorteil des Langzeittests besteht also in einer eindeutigen Bestimmung der Haltbarkeit, ohne daß dazu unbedingt die Kenntnis der Reaktionskinetik erforderlich ist. Der Nachteil ist darin zu sehen, daß beim Langzeittest das Ergebnis erst nach Monaten bis Jahren vorliegt (ein $t_{0,9}$-Wert von 29 d im vorliegenden Beispiel wäre für ein Arzneimittel relativ kurz).
Der für den Abbau von 10% des Wirkstoffes erforderliche Zeitraum ist beim Langzeittest die zumindest beanspruchte Dauer der Stabilitätsprüfung.
Ein weiterer Nachteil besteht darin, daß niemals auch nur annähernd aus den erhaltenen Ergebnissen Schlußfolgerungen auf das Verhalten unter anderen Temperatur- oder Reaktionsbedingungen gezogen werden können.

4.1.3.2. Isothermer Kurzzeittest

Eine Möglichkeit zur drastischen Verkürzung der Untersuchungsdauer und zur Bestimmung weiterer kinetischer Parameter besteht in der Anwendung höherer Reaktionstemperaturen und der anschließenden Extrapolation auf das Verhalten bei Lagertemperatur (vgl. 4.1.2.3.).
Für das gewählte Beispiel würde man bei 60, 70, 80 und 90 °C die in Tab. 6 dargestellten Konzentrations-Zeit-Abhängigkeiten (simulierte Meßergebnisse) erhalten. Trägt man jeweils $\ln c = f(t)$ auf, erhält man wie beim Langzeitversuch Geraden. Aus den Anstiegen ergeben sich für die einzelnen RGK:

$$k_{60} = 2{,}25 \cdot 10^{-2}\,\mathrm{h}^{-1}\,,$$
$$k_{70} = 7{,}25 \cdot 10^{-2}\,\mathrm{h}^{-1}\,,$$
$$k_{80} = 2{,}11 \cdot 10^{-1}\,\mathrm{h}^{-1}\,,$$
$$k_{90} = 5{,}62 \cdot 10^{-1}\,\mathrm{h}^{-1}\,.$$

Eine Auftragung $\ln k = f(1/T)$ entsprechend der ARRHENIUS-Gleichung $\ln k = \ln A - E/RT$ ergibt eine Gerade mit dem Anstieg $-12970\ K$ und dem Ordinatenabschnitt 35,16; Korrelationskoeffizient: 0,9999 (Abb. 1). Entsprechend Gl. (32) beträgt also die Aktivierungsenergie:

$$E = -\text{Anstieg} \cdot R = 107{,}8\ \mathrm{kJ} \cdot \mathrm{mol}^{-1}\,.$$

Aus $\ln A = 35{,}16$ ergibt sich weiterhin:

$$A = 1{,}87 \cdot 10^{15}\,\mathrm{h}^{-1}\,.$$

Durch Extrapolation der Geraden in der grafischen Darstellung auf $T = 298\ K$ oder durch Einsetzen der Werte von E und A sowie der Lagertemperatur in Gl. (32) erhält man

$$k_{25} = 2{,}36 \cdot 10^{-4}\,\mathrm{h}^{-1}$$

und daraus

$$t_{0.5} = 2937\ \mathrm{h} \sim 122\ \mathrm{d}\,.$$

Tabelle 6
Beispiel für den Abbau einer Substanz im isothermen Kurzzeittest bei höheren Temperaturen

Temperatur (°C)	t c (h)	c (%)
60	0	100
	3	93,5
	6	87,4
	10	79,8
	13	74,6
	15	71,3
	20	63,7
	25	56,9
	30	50,9
70	0	100
	1	93,0
	2	86,5
	3	80,5
	4	74,8
	6	64,7
	8	56,0
	10	48,4
80	0	100
	1	81,0
	1,5	72,8
	2	65,5
	2,5	59,0
	3	53,1
	3,5	47,7
90	0	100
	0,25	86,9
	0,5	75,5
	0,75	65,6
	1	57,0
	1,25	49,5
	1,5	43,0

Gegenüber den Ergebnissen aus dem Langzeitversuch ($t_{0,5} = 192$ d) bestehen hier erhebliche Abweichungen, obwohl im Kurzzeittest für die einzelnen Temperaturen die Reaktionsordnung 1 bestätigt wurde und in der Auftragung nach Gl. (32) eine Gerade erhalten und die Anwendbarkeit der ARRHENIUS-Gleichung scheinbar bestätigt wurde. Die Ursache für diese Abweichung besteht darin, daß es sich beim gewählten Beispiel der $OH^{\ominus}$-katalysierten Hydrolyse um eine Reaktion pseudo-1. Ordnung handelt (vgl. Gl. (17)). Als Spezialfall von Gl. (28) gilt dann:

$$\frac{d[A]}{dt} = k \cdot [A] \cdot [OH^{\ominus}] . \qquad (35)$$

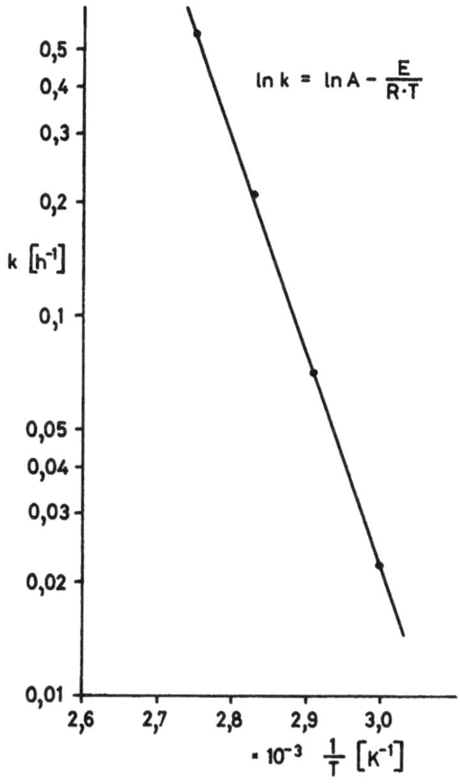

Abb. 1.
Auswertung eines isothermen Kurzzeittests.
Anstieg: -12970 K; E = 107,9 kJ · mol^{-1}; $k_{25} = 2{,}36 \cdot 10^{-4}$ h^{-1}

Bei den Berechnungen für den Langzeitversuch bzw. den isothermen Kurzzeittest wurde also immer

$$k' = k[OH^{\ominus}] \qquad (36)$$

ermittelt [11, 25, 37]. Da $[OH^{\ominus}]$ bei pH = 8,5 und 25 °C einen Wert von $3{,}21 \cdot 10^{-6}$ mol · l^{-1} hat, beträgt die eigentliche RGK $k_{25} = k'/[OH^{\ominus}] = 46{,}73$ h^{-1}.
Über das Puffergleichgewicht wird $[OH^{\ominus}]$ unter isothermen Bedingungen konstant gehalten.
Ändert man die Temperatur, ändern sich jedoch auch die Gleichgewichtskonstanten der Dissoziation des Wassers und des Puffers. Empirisch gelten dafür folgende Zahlenwerte (vgl. [27]):

$$-\lg K_W \sim \frac{4472}{T} - 6{,}08 + 0{,}017 \cdot T\,,$$

Borax-Puffer: $dpH/dT \sim -0{,}008$ K^{-1}.

Wegen

$$[OH^{\ominus}] = \frac{K_W}{[H_3O^{\oplus}]} \tag{37}$$

beträgt die Konzentration der Hydroxylionen bei 90 °C daher $3{,}71 \cdot 10^{-5}$ mol · l^{-1}, d. h. mehr als das Zehnfache des Wertes bei 25 °C. (Streng genommen gilt der Temperaturkoeffizient des Puffers nur jeweils über einen kleinen Temperaturbereich. Die genaue Beschreibung ist komplizierter.)
Da die Änderung von $[OH^{\ominus}]$ eine Funktion der Temperatur ist und nicht durch Umsatz bei der Reaktion verursacht wird, handelt es sich definitionsgemäß nicht um eine Reaktion 2. Ordnung; die Reaktionsordnung ändert sich also durch diesen Sachverhalt nicht. Bei der Auswertung des isothermen Kurzzeittests erhält man damit für E und A Werte, die von den im Beispiel vorgegebenen stark abweichen.
Im Experiment sind die „theoretischen" Werte der Aktivierungsparameter vorher nicht bekannt, so daß man keine Vergleichsmöglichkeit hat.
Wie gezeigt wurde, kann aus dem praktisch linearen Verlauf der Auftragung $\ln c = f(1/T)$ nicht auf die Richtigkeit des Ergebnisses geschlossen werden.
Berechnet man mit Gl. (37) unter Verwendung der angegebenen Temperaturabhängigkeiten der Gleichgewichtskonstanten des Wassers und des Puffers die bei den einzelnen Temperaturen vorliegenden Werte von $[OH^{\ominus}]$, können auch mit Gl. (36) aus den Werten von k' die k-Werte bei den einzelnen Temperaturen berechnet werden (Tab. 7).
Bei Auftragung von $\ln k$ gegen $1/T$ erhält man dann aus dem Anstieg $E = 80$ kJ · mol^{-1} und durch Extrapolation auf 298 K $k_{25} = 46{,}7\ h^{-1}$.
Die RGK der nach pseudo-1. Ordnung verlaufenen Reaktion wird dann entsprechend Gl. (36) berechnet:

$$k'_{25} = k_{25}[OH^{\ominus}]_{25} = 46{,}7\ h^{-1} \cdot 3{,}21 \cdot 10^{-6}\ mol \cdot l^{-1} = 1{,}5 \cdot 10^{-4}\ h^{-1}.$$

Damit wurden die kinetischen Daten erhalten, die für die Simulation der Meßwerte vorgegeben wurden. (Streng genommen müßte für k' die Maßeinheit mol · l^{-1} · h^{-1} verwendet werden, was bei RGK von Reaktionen mit pseudo-Ordnung gemeinhin nicht erfolgt.)

Tabelle 7
Berechnung von k-Werten aus k'-Werten nach Gl. (36)

Temperatur (° C)	k' (h^{-1})	$[OH^{\ominus}]$ (mol/l)	k (h^{-1})
60	$2{,}25 \cdot 10^{-2}$	$1{,}62 \cdot 10^{-5}$	$1{,}39 \cdot 10^{3}$
70	$7{,}25 \cdot 10^{-2}$	$2{,}24 \cdot 10^{-5}$	$3{,}24 \cdot 10^{3}$
80	$2{,}11 \cdot 10^{-1}$	$2{,}95 \cdot 10^{-5}$	$7{,}15 \cdot 10^{3}$
90	$5{,}62 \cdot 10^{-1}$	$3{,}71 \cdot 10^{-5}$	$15{,}15 \cdot 10^{3}$

4.1.3.3. Nichtisothermer Kurzzeittest

Um die Bestimmung der kinetischen Parameter in einem einzigen Versuch durchführen zu können und damit die Gesamtversuchsdauer weiter zu verkürzen, wurden von einigen Autoren Methoden vorgeschlagen, die auf Änderung der Temperatur während des Experimentes beruhen. Der meßtechnische Aufwand wird dadurch zum Teil beträchtlich höher (vgl. 4.1.4.2.) und die Auswertung komplizierter. Das Grundproblem besteht beim nichtisothermen Test in der mathematischen Behandlung der Differentialgleichung, die den Zusammenhang zwischen Reaktionsgeschwindigkeit und Zeit bzw. Temperatur beschreibt. Für die Reaktion 1. Ordnung lautet sie entsprechend Gl. (5) und Gl. (33)

$$-\mathrm{d}c/\mathrm{d}t = A \cdot e^{-E/RT(t)} \cdot c\,. \tag{38}$$

Die Gleichung ist in dieser Form nicht geschlossen integrierbar. Ein Weg zur Lösung des Problems besteht in der Wahl geeigneter Temperatur-Zeit-Funktionen, die eine geschlossene Integration von Gl. (38) ermöglichen (4.1.3.3.1. und 4.1.3.3.2.), ein anderer in der numerischen Integration von Gl. (38) (4.1.3.3.3.).

4.1.3.3.1. Kurzzeittest nach Rogers

Bei diesem Test [35] wird die Temperatur während des Experimentes logarithmisch gesteigert:

$$\frac{1}{T_0} - \frac{1}{T} = b \ln (t + 1)\,. \tag{39}$$

(Durch $t + 1$ wird bei $T = T_0$ und $t = 0$, also beim Start, wegen $\ln 1 = 0$ auch $b \ln (t + 1) = 0$.)
Durch Einsetzen von Gl. (39) in Gl. (34) folgt:

$$\ln k = \ln k_0 + \frac{E}{R} \cdot b \ln (t + 1)\,, \tag{40}$$

$$\ln k = \ln k_0 + \ln (t + 1)^{\frac{E \cdot b}{R}} \tag{41}$$

$$k = k_0(t + 1)^{\frac{E \cdot b}{R}}\,. \tag{42}$$

Wird Gl. (42) in Gl. (6) eingesetzt, erhält man für eine Reaktion 1. Ordnung

$$-\frac{\mathrm{d}c}{c} = k_0(t + 1)^{\frac{E \cdot b}{R}} \cdot \mathrm{d}t\,. \tag{43}$$

Durch Integration in den Grenzen c_0 bis c und $t = 0$ bis t erhält man:

$$-(\ln c - \ln c_0) = \frac{k_0(t + 1)^{\left(\frac{E \cdot b}{R} + 1\right)}}{\left(\frac{E \cdot b}{R} + 1\right)} - \frac{k_0}{\left(\frac{E \cdot b}{R} + 1\right)} \tag{44}$$

bzw.

$$\ln \frac{c_0}{c} = \frac{k_0}{\left(\frac{E \cdot b}{R} + 1\right)} \left[(t + 1)^{\left(\frac{E \cdot b}{R} + 1\right)} - 1\right]. \tag{45}$$

Wenn der erste Ausdruck in der Klammer viel größer als 1 ist, kann vereinfacht werden zu

$$\ln \frac{c_0}{c} = \frac{k_0 (t + 1)^{\left(\frac{E \cdot b}{R} + 1\right)}}{\left(\frac{E \cdot b}{R} + 1\right)}. \tag{46}$$

Logarithmiert man Gl. (46), ergibt sich

$$\ln \left(\ln \frac{c_0}{c}\right) = \ln k_0 - \ln \left(\frac{E \cdot b}{R} + 1\right) + \left(\frac{E \cdot b}{R} + 1\right) \ln (t + 1). \tag{47}$$

Die Auftragung von $\ln \left(\ln \frac{c_0}{c}\right) = f[\ln (t + 1)]$ muß dann eine Gerade mit dem Anstieg $\left(\frac{E \cdot b}{R} + 1\right)$ und dem Ordinatenabschnitt $\ln k_0 - \ln \left(\frac{E \cdot b}{R} + 1\right)$ ergeben.

Für das gewählte Beispiel würde man bei einer Temperatursteigerungsrate von $b = 1{,}5283 \cdot 10^{-4}\ K^{-1}$ die in Tab. 8 dargestellten Meßwerte erhalten. Die Temperatursteigerungsrate

Tabelle 8
Beispiel für den Abbau einer Substanz im nichtisothermen Kurzzeittest mit logarithmischer Temperatursteigerung,
$b = 1{,}5283 \cdot 10^{-4}\ K^{-1}$

t (h)	T (K)	c (%)
0	308	100
1	318,4	99,8
2	324,8	99,3
3	329,5	98,2
4	333,3	96,3
5	336,4	93,7
6	339,1	89,9
7	341,4	85,3
8	343,5	79,7
9	345,4	73,1
10	347,2	65,8
11	348,8	58,1
12	350,3	50,1
13	351,7	42,2
14	353,0	34,6
15	354,2	27,6

entspricht einer Änderung der Temperatur von 308 ... 363 K in 24 h. Trägt man die Meßwerte entsprechend Gl. (47) auf, muß zunächst entschieden werden, welche Punkte in die Auswertung einbezogen werden, d. h. wann die Vernachlässigung in Gl. (45) gemacht werden kann.

In Gl. (45) wird bei Vernachlässigung von −1 in der Klammer der Fehler ≦1%, wenn der erste Ausdruck in der Klammer ≧100 ist:

$$(t+1)^{\frac{E \cdot b}{R}+1} = 100\,, \tag{48}$$

$$\left(\frac{E \cdot b}{R} + 1\right) \cdot \ln(t+1) = \ln 100\,, \tag{49}$$

$$\ln(t+1) = \ln 100 \Big/ \left(\frac{E \cdot b}{R} + 1\right). \tag{50}$$

Bei Kenntnis von E und b kann also $\ln(t+1)$ und damit die Zeit berechnet werden, ab der die Meßpunkte in die Auswertung einbezogen werden können.

Die Temperatursteigerungsrate ist durch das Experiment vorgegeben, also bekannt. Für E kann ein Durchschnittswert gewählt werden, der nach einer ersten Auswertung bei zu großen Abweichungen in Gl. (50) korrigiert werden kann. Im Beispiel ($b = 1{,}5283 \cdot 10^{-4}\ \mathrm{K}^{-1}$, $E = 110\ \mathrm{kJ \cdot mol^{-1}}$; vgl. Abb. 2) sind die Meßpunkte ab $t = 3{,}59$ h zu verwenden.

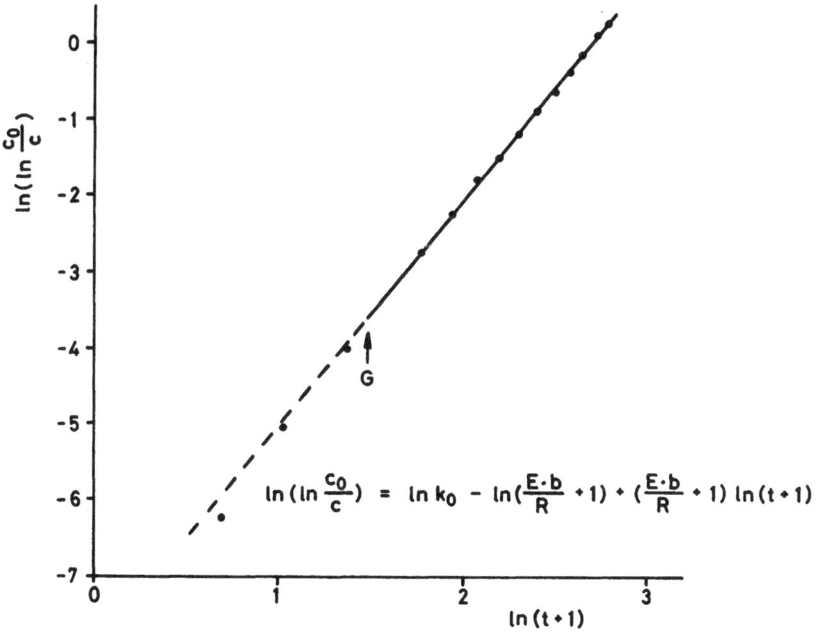

Abb. 2.
Auswertung eines nichtisothermen Kurzzeittests mit logarithmischer Temperatursteigerung nach ROGERS. Anstieg: 3,028; Ordinatenabschnitt: −8,1369; $b = 1{,}5283 \cdot 10^{-4}\ \mathrm{K}^{-1}$; $E = 110{,}3\ \mathrm{kJ \cdot mol^{-1}}$; $k_{25} = 2{,}09 \times 10^{-4}\ \mathrm{h}^{-1}$; G: Berechnete untere Grenze für die Auswertung

Ist eine Substanz weniger stabil, muß man eine kürzere Versuchsdauer, also eine höhere Temperatursteigerungsrate b wählen. Nach Gl. (50) wird dann auch die Zeit kleiner, ab der die Meßpunkte in die Auswertung einbezogen werden können. Unabhängig von der Stabilität einer Substanz können also bei diesem Verfahren Bedingungen gewählt werden, bei denen die Einbeziehung eines hinreichend großen Auswertebereiches gerechtfertigt ist.

Nimmt man beim gewählten Beispiel die Auswertung entsprechend Gl. (47) unter den genannten Bedingungen vor, erhält man für den Anstieg einen Wert von 3,0280 (vgl. Abb. 2), das entspricht $E = 110{,}3\ \text{kJ} \cdot \text{mol}^{-1}$.

Der Ordinatenabschnitt beträgt —8,1369, das entspricht einer RGK von $8{,}85 \cdot 10^{-4}\ \text{h}^{-1}$ (Korrelationskoeffizient $r = 0{,}99998$). Es handelt sich um die RGK bei der Starttemperatur 308 K. Eine Umrechnung auf die RGK bei 298 K entsprechend Gl. (34) ergibt $k_{25} = 2{,}09 \cdot 10^{-4}\ \text{h}^{-1}$.

Bei der Auswertung nach ROGERS [35] ergibt sich eine Gerade. Die daraus berechneten kinetischen Parameter weichen jedoch aus den unter 4.1.3.2. aufgeführten Gründen ebenfalls von den „theoretisch" vorgegebenen beträchtlich ab.

4.1.3.3.2. Kurzzeittest nach ERIKSEN und STELMACH [7]

In diesem Test wird die Temperatur während des Experimentes hyperbolisch gesteigert:

$$\frac{1}{T_0} - \frac{1}{T} = b \cdot t\,. \tag{51}$$

Entsprechend Gl. (34) gilt für die Temperaturabhängigkeit der RGK dann:

$$k = k_0 \cdot \mathrm{e}^{-\frac{E}{R}\left(\frac{1}{T} - \frac{1}{T_0}\right)} = k_0 \cdot \mathrm{e}^{\frac{E}{R}\left(\frac{1}{T_0} - \frac{1}{T}\right)}. \tag{52}$$

Einsetzen von Gl. (51) führt zu

$$k = k_0 \cdot \mathrm{e}^{\frac{E \cdot b \cdot t}{R}}. \tag{53}$$

Für eine Reaktion 1. Ordnung ist dann

$$-\int_{c_0}^{c} \frac{\mathrm{d}c}{c} = k_0 \int_0^t \mathrm{e}^{\frac{E \cdot b \cdot t}{R}}\, \mathrm{d}t\,. \tag{54}$$

Die Integration ergibt:

$$\ln c_0 - \ln c = \frac{k_0 \cdot R}{E \cdot b} \cdot \mathrm{e}^{\frac{E \cdot b \cdot t}{R}} - \frac{k_0 \cdot R}{E \cdot b} = \frac{k_0 \cdot R}{E \cdot b}\left(\mathrm{e}^{\frac{E \cdot b \cdot t}{R}} - 1\right). \tag{55}$$

Analog zur Methode nach ROGERS [35] wäre eine Vereinfachung wieder dadurch möglich, daß der erste Ausdruck in der Klammer viel größer als 1 ist, d. h.

$$e^{\frac{E \cdot b \cdot t}{R}} \geqq 100\,, \tag{56}$$

$$t \geqq \ln 100 \cdot R/E \cdot b\,. \tag{57}$$

Im gewählten Beispiel betrug $b = 2{,}0497 \cdot 10^{-5}\,\mathrm{K}^{-1} \cdot \mathrm{h}^{-1}$ (308 ... 363 K in 24 h). Bei $E = 80\,\mathrm{kJ} \cdot \mathrm{mol}^{-1}$ würde damit die Vernachlässigung ab $t \geqq 23{,}4$ h gerechtfertigt sein, d. h., die Berechnung könnte nur noch mit 2 Meßwerten erfolgen (Anfangs- und Endkonzentration). Ebenso wie beim Verfahren nach ROGERS ist diese Tatsache unabhängig vom Wert k_0, also der RGK bei Starttemperatur, wie Gl. (55) zeigt. Steigert man b, wird zwar die Zeit entsprechend Gl. (57) kleiner, aber auch die Versuchszeit, d. h. der auswertbare Zeitraum. Außer bei ungewöhnlich hohen Werten der Aktivierungsenergie ist eine Vereinfachung von Gl. (55) durch Vernachlässigung von -1 damit nicht gerechtfertigt. (Ist die Untersuchung in einem weit größeren Temperaturbereich möglich, z. B. bei Feststoffuntersuchungen, besteht diese Möglichkeit!) Um zu einer linearen Beziehung zu kommen, wurde von ERIKSEN und STELMACH [7] daher anders verfahren (für kinetische Berechnungen 1926 von GUGGENHEIM (vgl. [7]) vorgeschlagen).

Wenn c_i die zur Zeit t gemessene Konzentration und c_j die zur Zeit $t + \Delta t$, also eine bestimmte Zeit danach, gemessene Konzentration sind, kann Gl. (54) jeweils in diesen Grenzen integriert werden:

$$-\int_{c_0}^{c_j} \frac{\mathrm{d}c}{c} = k_0 \int_0^t e^{\frac{E \cdot b \cdot t}{R}}\,\mathrm{d}t\,. \tag{58}$$

$$\ln c_0 - \ln c_i = \frac{k_0 \cdot R}{E \cdot b}\, e^{\frac{E \cdot b \cdot t}{R}} - \frac{k_0 \cdot b}{E \cdot b}\,, \tag{59}$$

$$-\int_{c_0}^{c_j} \frac{\mathrm{d}c}{c} = k_0 \int_0^{t+\Delta t} e^{\frac{E \cdot b \cdot t}{R}}\,\mathrm{d}t\,, \tag{60}$$

$$\begin{aligned} \ln c_0 - \ln c_j &= \frac{k_0 \cdot R}{E \cdot b}\, e^{\frac{E \cdot b \cdot (t+\Delta t)}{R}} - \frac{k_0 \cdot R}{E \cdot b} \\ &= \frac{k_0 \cdot R}{E \cdot b}\, e^{\frac{E \cdot b \cdot t}{R}} \cdot e^{\frac{E \cdot b \cdot \Delta t}{R}} - \frac{k_0 \cdot R}{E \cdot b}\,. \end{aligned} \tag{61}$$

Substrahiert man Gl. (59) von Gl. (61), erhält man:

$$\ln c_i - \ln c_j = \frac{k_0 \cdot R}{E \cdot b}\, e^{\frac{E \cdot b \cdot t}{R}} \cdot e^{\frac{E \cdot b \cdot \Delta t}{R}} - \frac{k_0 \cdot R}{E \cdot b}\, e^{\frac{E \cdot b \cdot t}{R}}\,. \tag{62}$$

Damit wurde der zeitunabhängige Summand aus Gl. (55) eliminiert.
Durch Umformung von Gl. (62) ergibt sich

$$\ln \frac{c_i}{c_j} = e^{\frac{E \cdot b \cdot t}{R}} \left[\frac{k_0 \cdot R}{E \cdot b} \left(e^{\frac{E \cdot b \cdot \Delta t}{R}} - 1 \right) \right]. \tag{63}$$

Durch Logarithmierung erhält man

$$\ln \left(\ln \frac{c_i}{c_j} \right) = \frac{E \cdot b \cdot t}{R} + \ln \left[\frac{k_0 \cdot R}{E \cdot b} \left(e^{\frac{E \cdot b \cdot \Delta t}{R}} - 1 \right) \right]. \tag{64}$$

Eine Auftragung der linken Seite der Gleichung als Funktion der Zeit ergibt eine Gerade mit dem Anstieg $E \cdot b/R$; der zweite Summand auf der rechten Seite entspricht dem Ordinatenabschnitt. Bedingung für die Anwendung ist $\Delta t = \text{const}$, d. h., die Meßwerte müssen immer in gleichen Zeitabständen bestimmt werden!
In Tab. 9 sind die simulierten Meßwerte für das gewählte Beispiel gegeben. Mit $b = 2{,}05 \cdot 10^{-5}\ \text{k}^{-1} \cdot \text{h}^{-1}$ und $\Delta t = 2$ h erhält man bei der Auswertung (vgl. Abb. 3) einen Anstieg von $0{,}2744\ \text{h}^{-1}$ und einen Ordinatenabschnitt von $-6{,}1083$ (Korrelationskoeffizient $r = 0{,}99985$). Das entspricht $E = 111{,}3\ \text{kJ} \cdot \text{mol}^{-1}$ und $k_0 = 8{,}35 \cdot 10^{-4}\ \text{h}^{-1}$.

Tabelle 9
Beispiel für den Abbau einer Substanz im nichtisothermen Kurzzeittest mit hyperbolischer Temperatursteigerung,
$b = 2{,}0497 \cdot 10^{-5}\ \text{K}^{-1}\ \text{h}^{-1}$

t (h)	T (K)	c (%)
0	308	100
2	311,9	99,8
4	316,0	99,4
6	320,1	98,8
8	324,4	97,7
10	328,8	95,7
12	333,3	92,4
14	337,9	86,8
16	342,6	78,0
18	347,5	64,9
20	352,5	47,5
22	357,7	28,0
24	363,0	11,6

Eine Umrechnung von k_0, der RGK bei der Starttemperatur 308 K, auf k_{25} entsprechend Gl. (34) ergibt $k_{25} = 1{,}94 \cdot 10^{-4}\ \text{h}^{-1}$. Obwohl bei der Auftragung eine Gerade erhalten wurde, weichen die berechneten kinetischen Daten wiederum von den im Beispiel vorgegebenen merklich ab.

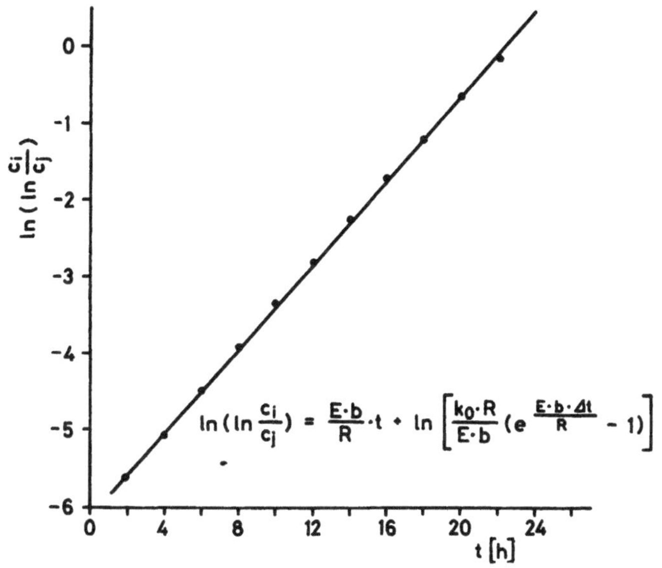

Abb. 3.
Auswertung eines nichtisothermen Kurzzeittests mit hyperbolischer Temperatursteigerung nach ERIKSEN und STELMACH.
Anstieg: 0,2744 h^{-1}; Ordinatenabschnitt: −6,1083; b = 2,0497 · 10^{-5} K^{-1} h^{-1}; E = 111,3 kJ · mol^{-1}; k_{25} = 1,94 · 10^{-4} h^{-1}

4.1.3.3.3. Kurzzeittest nach ZOGLIO

Bei diesem Test [51] wird die Temperatur während der Messung linear gesteigert:

$$T - T_0 = b \cdot t\,. \tag{65}$$

Bei dieser Form der Temperatursteigerung ist es im Gegensatz zu den bisher beschriebenen Verfahren nicht möglich, zu einer geschlossenen, integrierbaren Gleichung zu gelangen (lediglich Näherungslösungen sind denkbar). Als Ziel steht auch nicht die Ableitung einer linearisierten Beziehung.

Der Auswertung liegt folgende Überlegung zugrunde: Würde man ein Experiment durchführen, bei dem man isotherm bei einer Temperatur T_1 den Abbau einer Substanz über einen bestimmten Zeitraum verfolgt, anschließend die Temperatur auf T_2 steigert, wiederum nach einer bestimmten Zeit auf T_3 usw., erhielte man in der Auftragung ln $c = f(t)$ bei einer Reaktion erster Ordnung eine Funktion, die aus einzelnen Geradenabschnitten besteht, deren Anstieg immer stärker negativ mit Erhöhung der Temperatur wird.

Für zunächst 4 Temperaturen T_1 bis T_4 und gleichbleibende Zeitabschnitte Δt, über die die Messungen bei den einzelnen Temperaturen erfolgen sollen, gelten folgende Überlegungen (Anfangskonzentration bei einer Messung ist gleich der Endkonzentration der vorherigen Messung bei der niedrigen Temperatur):

Wegen

$$k_1 = k_0 \cdot e^{\frac{E}{R}\left(\frac{1}{T_0} - \frac{1}{T_1}\right)} \tag{34}$$

sind die Einzelabschnitte beschrieben durch:

$$\ln c_0 - \ln c_1 = k_0 \cdot e^{\frac{E}{R}\left(\frac{1}{T_0}-\frac{1}{T_1}\right)} \cdot \Delta t\,,$$

$$\ln c_1 - \ln c_2 = k_1 \cdot e^{\frac{E}{R}\left(\frac{1}{T_1}-\frac{1}{T_2}\right)} \cdot \Delta t\,, \tag{66}$$

$$\vdots$$

$$\ln c_4 - \ln c_5 = k_4 \cdot e^{\frac{E}{R}\left(\frac{1}{T_4}-\frac{1}{T_5}\right)} \cdot \Delta t\,.$$

Addition zur Gesamtfunktion ergibt:

$$\ln c_0 - \ln c_5 = \left(k_0 \cdot e^{\frac{E}{R}\left(\frac{1}{T_0}-\frac{1}{T_1}\right)} + k_1 \cdot e^{\frac{E}{R}\left(\frac{1}{T_1}-\frac{1}{T_2}\right)} + \ldots + k_4 \cdot e^{\frac{E}{R}\left(\frac{1}{T_4}-\frac{1}{T_5}\right)}\right) \Delta t\,. \tag{67}$$

Substituiert man entsprechend Gl. (34) die k_1 bis k_4, erhält man

$$\ln c_0 - \ln c_5 = \left(k_0 \cdot e^{\frac{E}{R}\left(\frac{1}{T_0}-\frac{1}{T_1}\right)} + k_0 \cdot e^{\frac{E}{R}\left(\frac{1}{T_0}-\frac{1}{T_1}\right)} \cdot e^{\frac{E}{R}\left(\frac{1}{T_1}-\frac{1}{T_2}\right)} + \ldots + k_0 \cdot e^{\frac{E}{R}\left(\frac{1}{T_0}-\frac{1}{T_4}\right)} \cdot e^{\frac{E}{R}\left(\frac{1}{T_4}-\frac{1}{T_5}\right)}\right) \Delta t\,. \tag{68}$$

Durch Ausmultiplizieren (Addition der Exponenten) erhält man

$$\ln c_0 - \ln c_5 = k_0 \left(e^{\frac{E}{R}\left(\frac{1}{T_0}-\frac{1}{T_1}\right)} + e^{\frac{E}{R}\left(\frac{1}{T_0}-\frac{1}{T_2}\right)} + \ldots + e^{\frac{E}{R}\left(\frac{1}{T_0}-\frac{1}{T_5}\right)}\right) \Delta t \tag{69}$$

oder allgemein für eine beliebige Anzahl n von Einzelschritten

$$\ln \frac{c_0}{c_n} = k_0 \cdot \Delta t \cdot \sum_{i=1}^{n} e^{\frac{E}{R}\left(\frac{1}{T_0}-\frac{1}{T_i}\right)}\,. \tag{70}$$

Wird die Anzahl der Teilschritte sehr groß gewählt (bei Zoglio [51] z. B. $n = 384$) und beachtet man, daß über Gl. (65) Zeitintervalle und Temperaturintervalle einander stets proportional sind, nähert man sich bei der Auftragung $\ln c = f(t)$ immer mehr einer Kurve an, deren Stufen kaum noch zu erkennen sind, bzw. bei der Temperatur-Zeit-Beziehung werden Stufenhöhe (T) und Stufenweite (t) immer kleiner, so daß schließlich näherungsweise eine linear ansteigende Gerade entsteht. Dieses Vorgehen entspricht einer numerischen Integration; es werden also unendlich kleine Änderungen dc und dt bzw. dT näherungsweise ersetzt durch die sehr kleinen Änderungen Δc und Δt bzw. ΔT.

Die hier beschriebene Methode der numerischen Integration (Rechteck-Regel) ist die einfachste und erfordert eine hohe Schrittzahl, um eine hinreichende numerische Richtigkeit des Ergebnisses zu erzielen.

Es gibt eine Reihe von „besseren" Verfahren (z. B. SIMPSONsche Regel, RUNGE-KUTTA-Verfahren), die heute schon bei Kleinstrechnern als Standard-Programme verfügbar sind, so daß ohne größeren Aufwand das Verfahren nach ZOGLIO [51] für jeden Interessenten nachvollziehbar ist.

Die Auswertung der Ergebnisse nach dem ZOGLIO-Verfahren beruht auf dem Vergleich der gemessenen Kurve mit berechneten Kurven. Um diesen Vergleich zu ermöglichen, werden die Kurven so berechnet, daß sie die gemessene im Anfangs- und im Endpunkt schneiden. Mit einem geschätzten Wert für E wird dabei zunächst die Summe der Exponentialausdrücke in Gl. (70) berechnet, wobei einige (etwa 10) Zwischenwerte zu speichern sind. Die Temperaturerhöhung je Schritt ergibt sich dabei aus dem Temperaturbereich der Gesamtmessung durch die Anzahl der Schritte (ebenso Δt = Versuchsdauer/n). Über

$$k_0 = \ln \frac{c_0}{c_n} \Big/ \Delta t \cdot \sum_{i=1}^{n} e^{\frac{E}{R}\left(\frac{1}{T_0} - \frac{1}{T_i}\right)} \tag{71}$$

kann aus dieser Gesamtsumme und der experimentell bestimmten Konzentration c_n bei Versuchsende der Wert k_0 bestimmt werden. Über Gl. (70) werden nun durch Einsetzen von k_0 und den gespeicherten Zwischensummen Werte für die Konzentrationen c_i zu verschiedenen Zeiten berechnet, aus denen eine Gesamtkurve konstruiert werden kann.

Liegt diese Kurve unter der experimentell ermittelten, ist die Berechnung mit einem höheren Wert für E zu wiederholen, sonst mit einem niedrigeren.

Hat man Kurven berechnet, die von beiden Seiten nahe der gemessenen liegen, kann der gesuchte Wert von E durch Interpolation ermittelt werden.

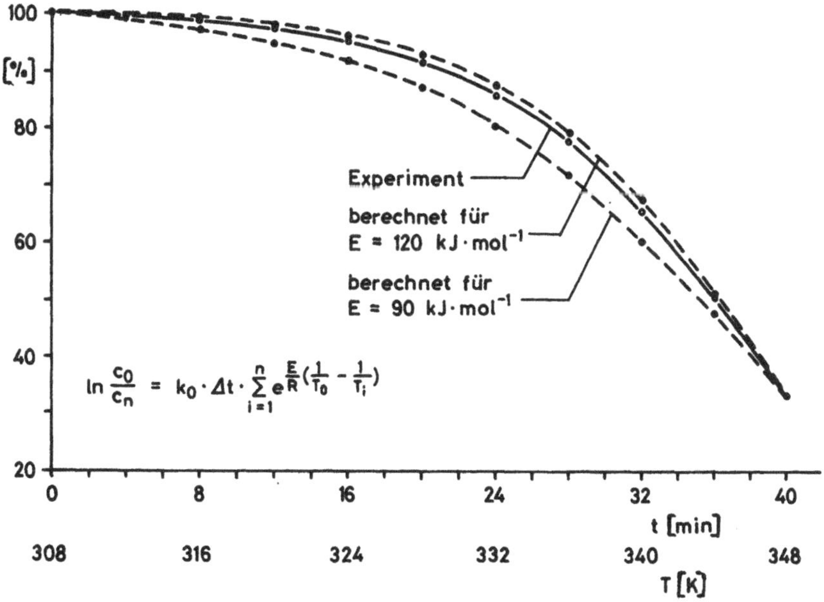

Abb. 4.

Auswertung eines nichtisothermen Kurzzeittests mit linearer Temperatursteigerung nach ZOGLIO.
$b = 1\ \mathrm{K \cdot h^{-1}}$; $E = 112{,}1\ \mathrm{kJ \cdot mol^{-1}}$; $k_{25} = 1{,}92 \cdot 10^{-4}\ \mathrm{h^{-1}}$

Die grafische Ermittlung von E ist in Abb. 4 am Beispiel der simulierten Meßreihe in Tab. 10 ($1\ K \cdot h^{-1}$) dargestellt. Dazu wurde statt Gl. (70) eine Gleichung der numerischen Integration unterzogen, die noch $[OH^{\ominus}]$ als Funktion der Temperatur enthält.
Für das gewählte Berechnungsbeispiel (vgl. 4.1.3.) sind die simulierten Meßwerte in Tab. 10 für 3 verschiedene Temperatursteigerungsraten (1, 2 und $4\ K \cdot h^{-1}$) angegeben. Die Auswertung nach dem ZOGLIO-Verfahren erfolgte dabei mit einem Rechner; dem Rechenprogramm lag das beschriebene Prinzip der grafischen Auswertung zugrunde. Es wurden die Ergebnisse der Tab. 11 erhalten. In Tab. 12 sind die Ergebnisse zusammengestellt, die bei kritikloser Auswertung nach den einzelnen Methoden aus den simulierten Meßkurven erhalten werden. Dabei wurden für die Auswertung alle in Tab. 10 angegebenen simulierten Meßwerte verwendet. Bei der Meßreihe $b = 4\ K \cdot h^{-1}$ wurden außerdem Auswertungen unter Verwendung von weniger Meßwerten vorgenommen und folgende Ergebnisse erhalten:
Meßwerte bis 11 h ≙ 352 K; $E = 110{,}9\ kJ \cdot mol^{-1}$; $k_{25} = 2{,}02 \cdot 10^{-4}\ h^{-1}$. Meßwerte bis 8 h ≙ 340 K; $E = 113{,}7\ kJ \cdot mol^{-1}$; $k_{25} = 1{,}81 \cdot 10^{-4}\ h^{-1}$.
Damit unterscheiden sich die berechneten kinetischen Parameter sowohl für Meßreihen mit unterschiedlicher Temperatursteigerungsrate als auch innerhalb einer Meßreihe in Abhängigkeit von der Endtemperatur.

Tabelle 10
Beispiel für den Abbau einer Substanz im nichtisothermen Kurzzeittest mit linearer Temperatursteigerung, $b = 1; 2; 4\ K \cdot h^{-1}$

$b = 1\ K \cdot h^{-1}$			$b = 2\ K \cdot h^{-1}$			$b = 4\ K \cdot h^{-1}$		
t (h)	T (K)	c (%)	t (h)	T (K)	c (%)	t (h)	T (K)	c (%)
0	308	100	0	308	100	0	308	100
4	312	99,6	2	312	99,8	1	312	99,9
8	316	98,9	4	316	99,4	2	316	99,7
12	320	97,6	6	320	98,9	3	320	99,4
16	324	95,5	8	324	97,7	4	324	98,8
20	328	91,9	10	328	95,9	5	328	97,9
24	332	86,3	12	332	92,9	6	332	96,4
28	336	77,9	14	336	88,3	7	336	93,9
32	340	66,0	16	340	81,3	8	340	90.1
36	344	50,8	18	344	71,3	9	344	84,4
40	348	33,9	20	348	58,2	10	348	76,3
			22	352	42,6	11	352	65,3
						12	356	51,6
						13	360	36,3

Tabelle 11

	b		
	$4\ K \cdot h^{-1}$	$2\ K \cdot h^{-1}$	$1\ K \cdot h^{-1}$
E ($kJ \cdot mol^{-1}$)	108,9	111,0	112,1
k_{25} (h^{-1})	$2{,}23 \cdot 10^{-4}$	$2{,}01 \cdot 10^{-4}$	$1{,}92 \cdot 10^{-4}$

Tabelle 12
Ergebnisse der Auswertung der simulierten Meßwerte für Kurzzeittests nach Verfahren für Reaktionen 1. Ordnung

	E (kJmol^{-1})	k_{25} (h^{-1})	$t_{0,9}$ (h)	$t_{0,5}$ (d)
Vorgabe für die Simulation	80	$1{,}5 \cdot 10^{-4}$	702	192
Isothermer Kurzzeittest	107,8	$2{,}36 \cdot 10^{-4}$	446	122
Kurzzeittest nach ROGERS	110,3	$2{,}09 \cdot 10^{-4}$	504	138
Kurzzeittest nach ERIKSEN/STELMACH	111,3	$1{,}94 \cdot 10^{-4}$	543	149
Kurzzeittest nach ZOGLIO				
$b = 4$ K/h;				
Auswertung bis 360 K	108,9	$2{,}23 \cdot 10^{-4}$	472	129
Auswertung bis 352 K	110,9	$2{,}02 \cdot 10^{-4}$	517	143
Auswertung bis 340 K	113,7	$1{,}81 \cdot 10^{-4}$	577	160
$b = 2$ K/h	111,0	$2{,}01 \cdot 10^{-4}$	524	144
$b = 1$ K/h	112,1	$1{,}92 \cdot 10^{-4}$	549	150

Modellreaktion: Hydroxylionen — katalysierter Abbau einer Substanz bei pH = 8,5 (Borax-Puffer)

Da es sich um simulierte Meßpunkte unter eindeutig vorgegebenen Bedingungen handelt, scheiden Temperatur-, Zeit- und Konzentrationsfehler sowie sonstige Fehler bei der experimentellen Durchführung als Ursachen für diese Abweichungen aus. Wie schon bei den anderen Methoden werden die unterschiedlichen Ergebnisse ausschließlich durch die nicht gerechtfertigte Voraussetzung eines komplikationslosen Mechanismus 1. Ordnung hervorgerufen.

4.1.3.3.4. Weitere Verfahren zur Auswertung nichtisothermer Kurzzeittests

Neben den hier ausführlicher beschriebenen Methoden zur Auswertung von nichtisothermen Tests wurden in der Literatur weitere Verfahren vorgeschlagen, um das sich aus Gl. (38) ergebende Problem zu behandeln.
KAY und SIMON [24] benutzen den Grundgedanken des Verfahrens von ZOGLIO [51]; statt durch numerische Integration erfolgt die Integration durch Simulation auf einem Analogrechner. Die Aktivierungsparameter werden dann ebenfalls durch iterative Anpassung der berechneten an die gemessenen Kurven ermittelt. Dabei ist jedoch die Kenntnis einer (z. B. isothermen ermittelten) Geschwindigkeitskonstanten erforderlich.
MADSEN und Mitarb. [30] sowie TUCKER und OWEN [51] wenden die numerische Integration an, wobei die iterative Anpassung an die Meßwerte durch Ausgleichs- bzw. Optimierungsprogramme erfolgt und dadurch keine Bevorzugung eines speziellen Meßpunktes erforderlich wird. Es sind beliebige Temperaturprogramme auswertbar.
SCHMIDT und BEYRICH [39] schlagen zur Ermittlung der Aktivierungsparameter bei Messungen mit linearer Temperatursteigerung eine Gleichung mit einem empirischen Faktor vor. Dabei wird die Aktivierungsenergie durch iterative Anpassung der berechneten an die gemessenen Werte direkt ermittelt, zur Bestimmung des Stoßfaktors ist die Kenntnis einer RGK erforderlich. Nach diesem Verfahren werden Werte für die Aktivierungsenergie erhalten, die signifikant niedriger als die nach den anderen Verfahren ermittelten liegen.

Von KERSTEN und GÖBER [26, 27] wurde Gl. (38) für lineare Temperatursteigerung näherungsweise durch partielle Integration gelöst. Das entspricht einer Methode, die von COATS und REDFERN [4] für die Auswertung thermoanalytischer Messungen vorgeschlagen wurde, jedoch wurde in [26, 27] nicht die für Stabilitätsuntersuchungen unzulässige Vernachlässigung der unteren Integrationsgrenze vorgenommen. Die so erhaltene Gleichung gestattet eine Ermittlung der Aktivierungsparameter auch mit einem nicht programmierbaren Rechner.

Völlig anders gehen WALTERSSON und LUNDGREN [49] vor, indem sie die Meßwerte in Form von $\ln c = f(T(t))$ als polynome Ausgleichsfunktion entwickeln. Wegen $\mathrm{d} \ln c/\mathrm{d}t = k$ ergibt die sehr leicht zu bildende 1. Ableitung wiederum ein Polynom, das die Funktion $k' = f(T(t))$ beschreibt. Es kann damit eine grafische Auftragung $\ln k = f(1/T)$ vorgenommen werden, aus deren Anstieg und Ordinatenabschnitt E und A bestimmt werden können. Wenngleich die praktische Handhabung dieser Methode nicht so unkritisch sein dürfte wie in [48] dargestellt (z. B. Grad des Polynoms), gehen ihre prinzipiellen Möglichkeiten sicher weit über die beschriebenen hinaus.

4.1.3.4. Schlußfolgerungen

Die übergroße Mehrheit der Abbaureaktionen von Arzneistoffen in wäßriger Lösung kann durch Geschwindigkeitsgesetze 1. Ordnung oder pseudo-1. Ordnung beschrieben werden [10]. Da Arzneistoffe in Lösung in unterschiedlicher Form vorliegen können (z. B. Arzneistoffe und ihre Hydrochloride) und diese Formen als unterschiedliche chemische Substanzen mit unterschiedlichen Geschwindigkeiten katalysiert und nicht katalysiert abgebaut werden, ergibt sich die Stabilität stets aus der Summe der Geschwindigkeiten aller dieser Teilreaktionen.

Wie bereits betont, ist es daher ohne kinetische Auswertung prinzipiell unzulässig, aus den beim Langzeittest erhaltenen Ergebnissen auf die Stabilität unter anderen Bedingungen (z. B. pH-Wert) zu schließen. Der z. T. drastische Einfluß von Änderungen des pH-Wertes und der Temperatur unter Lagerbedingungen (auch im zulässigen, also z. B. arzneibuchgerechten Toleranzbereich) kann dabei nicht eingeschätzt werden.

Eine zumindest überblicksmäßige kinetische Analyse gestattet die Berechnung der Stabilität als Funktion des pH-Wertes über den interessierenden pH-Wertbereich lückenlos [38, 42, 43]. Eine sehr anschauliche Darstellung am Beispiel Acetylsalicylsäure wurde von EDWARDS [6] vorgenommen. Die Anzahl der Messungen bei unterschiedlichen pH-Werten muß dabei mindestens gleich der Anzahl der für die Gesamtgeschwindigkeit wesentlichen Teilreaktionen sein.

Soll außerdem eine Aussage über die Temperaturabhängigkeit gemacht werden, muß dieser Temperatureinfluß wiederum bei mehreren pH-Werten der Lösung ermittelt werden und daraus die Temperaturabhängigkeit, d. h. die Aktivierungsenergie, jeder wesentlichen Teilreaktion berechnet werden. Hier treffen sich wesentliche Forderungen an die Stabilitätsuntersuchung, nämlich Verhalten der Substanz bei Schwankungen der Lagertemperatur und erhebliche Verkürzung der Untersuchungszeiten.

Die hierzu verwendeten Untersuchungsmethoden sind der isotherme und der nichtisotherme Kurzzeittest. Beide beruhen physikalisch-chemisch auf einem Geschwindigkeitsgesetz meist 1. oder pseudo-1. Ordnung und der ARRHENIUS-Gleichung. Bei einer mathematisch gerechtfertigten Verknüpfung der Geschwindigkeits- mit der ARRHENIUS-Gleichung im Fall des nichtisothermen Tests sind nichtisothermes und isothermes Testverfahren hinsichtlich der Richtigkeit der Ergebnisse gleichwertig.

Im Fall einer nichtzusammengesetzten Reaktion 1. Ordnung oder pseudo-1. Ordnung werden also sowohl im isothermen Kurzzeittest als auch im nichtisothermen Test Ergebnisse erhalten, die mit dem Langzeitversuch übereinstimmen, z. B. bei der $H^{\oplus}$-katalysierten Rohrzuckerinversion (ZOGLIO [51]).
Bei den meisten zu untersuchenden Arzneimitteln gibt es bestimmte pH-Wertbereiche, wo eine Abbaureaktion dominiert und damit ohne weitere Berechnungen eine solche Auswertung möglich ist. Prinzipiell muß man jedoch davon ausgehen, daß zwei oder mehrere Abbaureaktionen überlagert sind bzw. durch pH-wertabhängige Gleichgewichte zusätzliche Temperaturabhängigkeiten auftreten. Bei Nichtberücksichtigung dieser Abhängigkeiten ist zu erwarten, daß, wie im beschriebenen simulierten Beispiel, alle Methoden unterschiedliche Ergebnisse liefern, keine jedoch das richtige bezüglich der Stabilitätsaussage.
Im isothermen Kurzzeittest sind Abweichungen von einem einfachen Reaktionsmechanismus also keineswegs leichter als in nichtisothermen Tests zu erkennen, die Versuchsdauer ist jedoch weit größer. Demgegenüber ist bei nichtisothermen Tests der Aufwand bei der experimentellen Durchführung und bei der Auswertung größer. Hinsichtlich des Aufwandes bei der Auswertung sind alle nichtisothermen Testmethoden praktisch gleichwertig, da die benötigten Rechenzeiten sich zwar stark unterscheiden, aber trotzdem relativ klein sind.
Unterschiede ergeben sich aus der Frage nach der Auswertung bei zusammengesetzten Reaktionen. Das prinzipielle Vorgehen muß, wie im Fall des Langzeittests, darin bestehen, durch Messung bei mehreren pH-Werten die Geschwindigkeit der Einzelreaktionen und ihre pH-Wertabhängigkeit zu ermitteln.
Bei den auf numerischer Integration beruhenden Methoden [30, 46, 51] ist es denkbar, durch iteratives Vorgehen zum Ziel zu gelangen, indem die Summe einiger Teilreaktionen bei der numerischen Integration berücksichtigt wird.
Bei den auf Integration beruhenden Methoden [7, 26, 27, 35] wird eine analoge Integration der Gleichung für eine zusammengesetzte Reaktion kaum einen Vorteil bringen. Die Separierung der Einzelreaktionen wird eine Frage der geschickten Wahl der Meßbedingungen (dominante Einzelreaktion) und der sorgfältigen Auswertung der Ergebnisse sein.
Die Methode von WALTERSSON und LUNDGREN [49] gestattet wegen der fast voraussetzungslosen Bestimmung von $k = f(T(t))$ dagegen prinzipiell eine Separierung der Geschwindigkeitskonstanten der Teilreaktionen und ihrer Temperaturabhängigkeiten, indem bei mehreren Temperaturen eine kinetische Analyse analog dem Langzeitversuch erfolgt.
Insgesamt weist die Untersuchung nach einem der nichtisothermen Kurzzeittests einige wesentliche Vorteile gegenüber dem Langzeittest und dem isothermen Kurzzeittest auf. Für die praktische Bestimmung der Stabilität eines Arzneimittels kann es jedoch kein Universalrezept geben.

4.1.4. Experimentelle Voraussetzungen

4.1.4.1. Analytische Bestimmungsmethoden

Im folgenden wird eine kurze kritische Betrachtung zum Einsatz verschiedener analytischer Methoden bei der Stabilitätsprüfung gegeben. Grundsätzlich ist zu beachten, daß die Qualität der Analysenwerte die Aussagekraft der Stabilitätsprüfung bestimmt.

Prinzipiell sind für die Bestimmung der Konzentration des untersuchten Arzneistoffes und/oder seiner Reaktionsprodukte in Abhängigkeit von der Zeit alle analytischen Verfahren anwendbar, die im jeweils betrachteten Fall die notwendige Spezifität, Präzision und Richtigkeit garantieren. Auf deren Beurteilung und die Anwendung statistischer Verfahren soll hier nicht eingegangen werden, es gelten die gleichen Grundsätze wie bei der Standardisierung anderer Prüfverfahren.

Vor der Wahl einer quantitativen Bestimmungsmethode ist es stets erforderlich, sich einen Überblick über die entstehenden Reaktionsprodukte zu verschaffen. Das kann z. B. durch Temperaturbelastung der Substanz und anschließender dc Untersuchung des Gemisches erfolgen. Ist eine Identifizierung über Vergleichssubstanzen nicht möglich, läßt sich eine zum Teil sehr aufwendige Strukturaufklärung der Reaktionsprodukte nicht umgehen.

Dabei sind die zumeist sehr geringen Mengen an isoliertem, reinem Abbauprodukt der begrenzende Faktor für den Einsatz adäquater Methoden der Strukturanalyse (MS, IR, NMR sowie Derivatisierungen u. a.).

Für die quantitative Bestimmung des Ausgangsstoffes und der Reaktionsprodukte fast immer anwendbar ist die Fotometrie im sichtbaren oder noch häufiger im UV-Bereich. Sehr viele Arzneistoffe haben in diesen Bereichen Absorptionsmaxima. Durch Aufnahme der Spektren kann man sich darüber einen Überblick verschaffen. Überlappen sich die Maxima von Ausgangsstoff und Abbauprodukten, ist theoretisch eine fotometrische Bestimmung im Gemisch möglich, indem bei einer der Zahl der zu bestimmenden Stoffe entsprechenden Anzahl von Wellenlängen die Extinktionen bestimmt werden. Bei Kenntnis des Extinktionskoeffizienten jedes Stoffes bei jeder Wellenlänge ist über die Lösung der aufgestellten Gleichungssysteme (über Determinanten) eine Berechnung möglich. Bei großen Konzentrationsunterschieden (bei Beginn jedes Stabilitätstests) sowie bei großen Unterschieden der Extinktionskoeffizienten sind dabei jedoch nicht mehr akzeptable Fehler zu erwarten. Mögliche Auswege stellen in diesem Fall Derivatisierung eines oder aller Stoffe im Gemisch oder eine *sc* Trennung dar. Bei der Festlegung der Arbeitstechnik ist zu bedenken, daß natürlich jede entnommene Probe einzeln behandelt werden muß. Ebenfalls fast immer anwendbar ist die gleichzeitige Bestimmung von Ausgangs- und Abbauprodukten durch GC oder HPLC. In beiden Fällen ist der relativ hohe Zeitbedarf der Einzelbestimmung gegenüber einer fotometrischen Bestimmung nicht zu unterschätzen, zumal zur Erreichung der erforderlichen Präzision meist eine Anzahl von Parallelbestimmungen erforderlich ist. Ebenfalls nicht unterschätzt werden darf der Aufwand zur Ausarbeitung des Analysenverfahrens, d. h. zur Festlegung der Untersuchungsparameter. Eine quantitative Bestimmung über DC wird im allgemeinen nur mit der HPTLC densitometrisch mit der erforderlichen Präzision möglich sein.

Handelt es sich um einen optisch aktiven Stoff und haben die Reaktionsprodukte ein anderes spezifisches Drehvermögen, ist die Bestimmung über Polarimetrie durchführbar. Dabei ist es jedoch nicht möglich, eine differenzierende Bestimmung des Arzneistoffes und der Abbauprodukte durchzuführen.

Die unter Umständen mögliche Gehaltsbestimmung durch Polarografie bzw. spezielle voltammetrische Methoden erfordert eine gewisse Erfahrung bei der Festlegung der Untersuchungsbedingungen sowie bei der Beurteilung der Ergebnisse.

Vor allem bei Beteiligung von Hydronium- oder Hydroxylionen an der Reaktion kann die Gehaltsbestimmung über konzentrationsabhängige Größen wie Leitfähigkeit, Dielektrizitätskonstante oder pH-Wert vorgenommen werden, wobei die Reaktionsführung in unge-

pufferten Lösungen meist Voraussetzung ist, was im Regelfall zu pH-Wert-Verschiebungen während des Versuches und damit zu irregulären Meßwerten Anlaß ist. Vor Anwendung derartiger Methoden muß also der Aussagewert (Informationsgehalt) des Meßwertes sorgfältig diskutiert werden (z. B. unter Berücksichtigung möglicher Säure-Base-Gleichgewichte).
Ebenfalls erforderlich ist das bei Verwendung des Brechungsindex als quantitatives Maß für den Ablauf der Reaktion. Vor allem im Zusammenhang mit Stabilitätsuntersuchungen muß auf die Gefahr hingewiesen werden, durch Temperaturschwankungen bei der Gehaltsbestimmung zusätzliche Fehler zu machen. Während bei fotometrischen Bestimmungen die Extinktion nur relativ wenig von der Temperatur abhängt, ist bei pH-Wertmessungen, Leitfähigkeitsmessungen und Messungen des Brechungsindex ein starker Einfluß feststellbar. Bei Proben, bei denen die Reaktion nach Probennahme nicht chemisch, sondern durch Einfrieren gestoppt wurde, muß beachtet werden, daß bei der Äquilibrierung auf Meßtemperatur die Abbaureaktion weiterläuft.

4.1.4.2. Meßtechnische Durchführung

4.1.4.2.1. Isotherme Stabilitätsuntersuchungen

Die Temperierung des Reaktionsgemisches kann bei isothermen Tests mit gutem Erfolg in den üblichen Flüssigkeitsthermostaten erfolgen. Obwohl bei Geräten mit Zweipunktregelung (Kontaktthermometer) und einer Heizquelle die Genauigkeit meist schlechter als $\pm 0{,}1$ K ist, kann man näherungsweise annehmen, daß sich im zeitlichen Mittel die Schwankungen um den Sollwert ausgleichen. Z. T. kommerziell erhältlich sind Geräte mit Proportionalregelung (Impulsheizung, Thyristorsteuerung) und speziell angeordneten geeigneten Temperaturfühlern. Für die Auslegung solcher Thermostaten und für die elektronische Regelung gibt es eine Reihe von Vorschlägen (vgl. Grundlagenliteratur auf dem Gebiet der Meß- und Regeltechnik), so daß in einer guten Werkstatt jederzeit der Eigenbau möglich ist.
In jedem Fall muß eine sorgfältige Einstellung der Solltemperatur gegen ein geeichtes Thermometer erfolgen. Bei nicht vollständig eintauchenden Flüssigkeitsthermometern ist stets eine Fadenkorrektur vorzunehmen. Taucht z. B. ein Quecksilberthermometer mit weniger als $^1/_3$ seiner Fadenlänge in die Flüssigkeit (übliche Anordnung beim Thermostaten), beträgt die Abweichung bei 90 °C Badtemperatur bereits etwa 1 K!
Bei den isothermen Tests kann das zu untersuchende Reaktionsgemisch entweder in einem Gefäß mit der Gesamtmenge oder in einer der Probenzahl entsprechenden Anzahl von kleineren Gefäßen in den Thermostaten eingebracht werden.
Im Falle eines einzelnen großen Gefäßes muß stets eine Temperaturkontrolle in der Lösung erfolgen, außerdem muß die Lösung gerührt werden.
Bei der schon von BODENSTEIN (vgl. [40]) verwendeten Methode vorher abgefüllter Einzelproben setzt man voraus, daß innerhalb der kleinen Ampullen kein merklicher Temperaturgradient auftritt. Vor Beginn der kinetischen Untersuchung ist die Einstellung eines thermischen Gleichgewichtes abzuwarten. Mit Beginn der Untersuchung ist stets eine Probe zu entnehmen (c_0).
Bei der Entnahme diskreter Proben ist sorgfältig die Zeit zu notieren. Prinzipiell sind keine konstanten Abstände der Probennahme erforderlich. Durch eine Abschätzung der für die jeweilige Auswertung am besten geeigneten Abstände der Probennahme, eventuell basierend auf Vorversuchen, kann die Auswertung optimiert werden.

Nach Entnahme der Probe muß die Reaktion in jedem Falle gestoppt werden. Das kann durch „Einfrieren" erfolgen, indem die Probe sofort stark abgekühlt und bis zur Messung sehr kühl aufbewahrt wird. Teilweise ist der Reaktionsabbruch auch auf chemischem Wege möglich. Läuft eine Reaktion z. B. nur in saurem Medium ab, kann durch Zugabe von Natriumhydroxid ein Abbruch erreicht werden. Wann immer die analytischen Voraussetzungen bestehen, sollte die Möglichkeit der kontinuierlichen Registrierung einer konzentrationsabhängigen Größe mit der Zeit geprüft werden. Insbesondere hierbei, aber auch bei allen diskontinuierlichen Probennahmen im Verlauf des isothermen oder nichtisothermen Kurzzeittests ist auf eine sorgfältige Volumenkorrektur zu achten.
Meßtechnische Voraussetzungen sind bei kontinuierlicher Probennahme für Extinktionsmessungen, polarimetrische Messungen und meist auch für Messungen des Brechungsindex Durchflußzellen, die auf die Untersuchungstemperatur temperierbar sind. Leitfähigkeit und pH-Wert können oft direkt in der Lösung gemessen werden. Die erforderlichen Bezugskurven (Eichkurven) und die Meßwerte sind bei gleicher Temperatur zu ermitteln.
Die kontinuierliche Registrierung stellt eine sehr elegante Lösung der analytischen Aufgabe dar und bietet eine Reihe von Vorteilen gegenüber der diskreten Probennahme, wenn man den höheren Aufwand bei der Einrichtung in Kauf nimmt.

4.1.4.2.2. Nichtisotherme Stabilitätsuntersuchungen

Die einfachste Möglichkeit zur Durchführung solcher Tests besteht darin, die Lösung aufzuheizen und nachträglich die registrierte Temperatur-Zeit-Funktion mathematisch zu erfassen. Der damit verbundenen Verringerung des meßtechnischen Aufwandes steht eine Reihe von Nachteilen bei der Auswertung entgegen. Meist wird man sich entschließen, die Temperaturerhöhung nach einem vorgegebenen Programm durchzuführen. Grundprinzip ist, den Sollwert der Temperatur zu ändern. Die Einstellung der Temperatur erfolgt dann über Regelsysteme, die ähnlich wie bei den isothermen Tests arbeiten und auf dem Soll-Ist-Vergleich beruhen. Daraus folgt, daß als Temperaturfühler beim nichtisothermen Test nur die in Frage kommen, deren Meßgröße über den ganzen Temperaturbereich streng proportional ist, wie Pt-Widerstandsthermometer, Thermoelemente, Thermistoren oder einfach Flüssigkeitsthermometer. Die bei vielen Regelschaltungen für Thermostaten verwendeten NTC-Widerstände sind daher für nichtisotherme Untersuchungen meist ungeeignet.
Verwendet man Pt-Widerstandsthermometer, kann die Sollwert-Vorgabe (und -Änderung) durch ein Potentiometer erfolgen. In einer WHEATSTONEschen Brücke werden Widerstandsthermometer und Potentiometer in je einem Brückenzweig angeordnet, die Spannung über die Brücke ist das Regelsignal für die Heizung. Die Verstellung des Potentiometers erfolgt durch einen Motor mit einer dem Programm entsprechenden Untersetzung. Von einigen Autoren mit Erfolg verwendet wurden dafür Kompensationsschreiber, die häufig Synchronmotoren mit verstellbaren Untersetzungsgetrieben haben und auch oft über Präzisionsfolgepotentiometer verfügen.
Verwendet man Thermoelemente, muß der Sollwert als veränderliche Spannung vorgegeben werden. Der Soll-Ist-Vergleich erfolgt dann über Operationsverstärker oder Komparatoren. Eine elektronisch aufwendigere, aber sehr genaue Sollwert-Vorgabe ist durch digitale Bildung eines Sollwertes und anschließende Digital-Analog-Wandlung möglich. Die Erzeugung eines Sollwertes für logarithmische bzw. hyperbolische Temperatursteigerung über Potentiometer ist mit einfachen elektronischen Maßnahmen möglich.

Die Heizungsregelung auf Grund des Soll-Ist-Vergleiches kann — wie beim isothermen Test — durch Zwei-Punkt-Regelung oder Proportionalregelung erfolgen. Als Thermostatsysteme kommen bei nichtisothermen Tests Flüssigkeitsthermostaten mit hohem Wärmeinhalt oder Systeme mit sehr kleinem Wärmereservoir und verzögerungsarmer Heizung in Frage (Direktheizung der zu untersuchenden Probe). Für den Anwender vor allem interessant ist die Frage nach dem zweckmäßigsten Vorgehen bei der Wahl der Meßanordnung und den zu erwartenden Fehlerquellen. Prinzipiell wird eine Meßapparatur für nichtisotherme Stabilitätstests zumindest hinsichtlich Sollwertvorgabe, Soll-Ist-Vergleich und Ansteuerung der Heizung kaum ohne Hilfe einer erfahrenen Werkstatt angefertigt werden können. Meist empfiehlt es sich, kommerziell erhältliche Geräte, die Grundelemente der Schaltung enthalten, für den entsprechenden Zweck umzubauen. In jedem Fall dürfen die Schwierigkeiten nicht unterschätzt werden, die für nichtisotherme Tests allgemein zu fordernde Genauigkeit von $\pm 0{,}1$ K einzuhalten. Auch bei industriell hergestellten Geräten ist es kaum zu umgehen, einen sorgfältigen Abgleich der elektronischen Schaltung vorzunehmen. Verwendet man Flüssigkeitsthermostaten mit Zwei-Punkt-Regelung, ist beim nichtisothermen Test diese Präzision mit normalen Aufwand nicht annähernd zu erreichen. Auch bei Proportionalsteuerung ist stets eine sorgsame (z. T. empirische) Anpassung Steuersignal-Heizleistung vorzunehmen.

Kriterium ist wie beim isothermen Versuch der Vergleich mit einem geeichten Thermometer (Fadenkorrektur!).

Es empfiehlt sich, beim nichtisothermen Test den Temperatur-Zeit-Vorlauf über einen Temperaturschreiber zu registrieren. Dadurch kann später eine Aussage über die Qualität der jeweiligen Messung abgeleitet werden. Die Richtigkeit der Registrierung hat zwar wegen der Kontrollmöglichkeit über Flüssigkeitsthermometer nicht solche Bedeutung wie die der Regelung, möglichst sollten aber auch 0,1 K Abweichung vom Sollwert erkennbar sein. Hier gilt das gleiche wie bei der Regelung, daß oft auch bei kommerziell erhältlichen Geräten diese Richtigkeit über den ganzen Bereich nicht erreicht wird. Das Auftreten von kurzzeitigen Schwankungen in diesen Grenzen wird gewöhnlich deutlich angezeigt. Auch hierbei sollte vor Verwendung bei der Messung ein sorgfältiger Abgleich bzw. eine Kalibrierung vorgenommen werden.

Hinsichtlich der Probennahme ist bei nichtisothermen Tests zu beachten, daß bei der Methode, die Einzelproben in Ampullen in den Thermostaten zu bringen, bei größeren Temperatursteigerungsraten ein Temperaturgradient in der Ampulle auftreten kann. Durch Messung in einer der Ampullen kann das kontrolliert werden. Sonst wird wie beim isothermen Test verfahren.

Die kontinuierliche Registrierung einer konzentrationsanalogen Meßgröße ist beim nichtisothermen Test schwierig, da die Temperaturabhängigkeiten der Meßgrößen bzw. Meßfehler schwer zu beherrschen sind.

Insgesamt sollte man bei einer Anwendung nichtisothermer Tests bedenken, daß eine einmalige aufwendige Einrichtung der Meßapparatur und ihr sorgfältiger Abgleich viele Sorgen und Diskussionen bei der späteren Auswertung ersparen.

4.2. Physikalische Stabilitätsprüfung

In Tab. 4 sind die wichtigsten Zielgrößen der physikalischen Stabilitätsprüfung aufgeführt. Beschleunigte Tests kommen hierfür in der Regel nicht in Frage, da die physikalischen

Größen häufig keine lineare Temperaturabhängigkeit zeigen. Die physikalischen Prüfungen beziehen sich zudem fast ausnahmslos auf die spezifische Zubereitung und nicht auf den einzelnen Arznei- oder Hilfsstoff. Die Veränderung der physikalischen Zustände vollzieht sich stets in Wechselwirkung mit den Umweltfaktoren und den Bestandteilen der Zubereitung sowie teilweise auch mit der Primärverpackung. Prüfungen bei anderen, höheren Temperaturen als Raumtemperatur sind im Regelfall mit einer Änderung der Eigenschaften der Zubereitungen verbunden, die in keinem Zusammenhang mit dem Zustand bei Raumtemperatur oder niedrigeren Temperaturen stehen. Für die Feststellung der Veränderungen kommt deshalb nur der Langzeittest in Frage.
Bezüglich der Prüfmethoden wird auf die Vorschriften des AB-DDR und weiterer Arzneibücher sowie Standardwerke [48] verwiesen.
Folgende Veränderungen können bei speziellen Arzneiformen beispielsweise auftreten [37]:

- Änderung der mit den Sinnesorganen erkennbaren Beschaffenheit, z. B.
  - Zerfall von Tabletten, Dragees und Granulat,
  - Auflösungsverhalten von Tabletten usw.,
  - Schmelzverhalten von Suppositorien und Globuli,

- Änderungen der Konsistenz, z. B.
  - Wassergehalt von Pasten und Salben,
  - Konsistenz von Salben und Pasten,
  - Druckfestigkeit von Tabletten und Suppositorien,
  - Rieselfähigkeit von Pudern und Granulaten,

- Änderungen des Verteilungszustandes, z. B.
  - Teilchenwachstum in Salben und Suppositorien,
  - verminderte Resuspendierbarkeit von Suspensionen.

Diese Änderungen können zu einer Beeinträchtigung der

- Dosierbarkeit,
- Applizierbarkeit,
- lokalen Verträglichkeit und
- der biopharmazeutischen Qualität

führen.
Eine Kontrolle ist notwendig!

Das Lösen des Wirkstoffes aus der Arzneiform ist Voraussetzung für seine Bioverfügbarkeit. Die Auflösungsgeschwindigkeit von Wirkstoffen kann sich jedoch während der Aufbewahrung verändern, so daß die Bestimmung der Arzneistofffreisetzung aus Tabletten, Dragees und Kapseln heute zu den Prüfparametern bei der Stabilitätsprüfung dieser Arzneiformen gehört. Dies trifft besonders zu, wenn von polymorph auftretenden Arzneistoffen eine metastabile Form eingesetzt wird. Eine Umwandlung in die stabile Form, die im allgemeinen eine geringere Löslichkeit besitzt, führt dann zu einer verminderten Auflösungsgeschwindigkeit (vgl. [45]).
Auch bei Retard-Tabletten sowie bei den sogenannten Problemwirkstoffen muß die Bestimmung der Arzneistofffreisetzung als notwendiger Bestandteil der Stabilitätsprüfung angesehen werden.

Für Tabletten [8] gilt die Prüfung der weiteren physikalischen Qualitätsparameter

— Zerfallszeit, normalerweise nicht bei Retard-Tabletten,
— Druckfestigkeit,
— Magensaftresistenz bei magensaftresistenten Formen,
— pH-Wert bei pH-Wert-empfindlichen Wirkstoffen,
— Wasserverlust (Tabletten in Blisterpackung) sowie
— Aussehen, Geruch und Geschmack (nur bei Lutschtabletten).

Ein besonderes Stabilitätsproblem stellt bei Suppositorien die Veränderung des Schmelzverhaltens durch Nachhärtung dar, die auch zu einer veränderten Wirkstofffreigabe aus Suppositorien während der Aufbewahrung führt.
Hierzu gibt es verschiedene Untersuchungen. Nach RÜHLOW und NEUWALD [35] werden die Veränderungen durch Acylwanderung in den Suppositorienmassen hervorgerufen, die durch den Arzneistoff katalysiert oder inhibiert werden. Auch kristallografische Veränderungen wurden festgestellt. Bei Temperaturen um 5 °C sind diese Erscheinungen oft schwächer ausgeprägt als bei Temperaturen von 20 bis zu 30 °C.
Auch bei den Phenylbutazon- und Aminophyllinzäpfchen der Standard-Rezepturen ist die Veränderung des Schmelzverhaltens der die Verwendbarkeitsdauer begrenzende Faktor. Somit ist die Bestimmung des Schmelzverhaltens ein notwendiger Prüfpunkt bei der Stabilitätsprüfung von Suppositorien.
Weitere Hinweise zur Stabilität von rektalen Arzneiformen finden sich bei VOIGT u. Mitarb. [47].

4.3. Ablauf der Stabilitätsprüfung

Die Stabilitätsprüfung vollzieht sich in die Entwicklung neuer Arzneimittel begleitenden Schritten. Dies sind *Vorversuche*, die Belastungsversuche mit dem reinen Wirkstoff in fester oder gelöster Form (Kurzzeittests, s. 4.1.) einschließen, weiterhin das *Stabilitätsscreening* während der galenischen Entwicklung sowie der *Langzeittest* an der für den klinischen Einsatz vorgesehenen Zubereitungsform. *Folgeuntersuchungen* und ergänzende Stabilitätsprüfungen werden während der klinischen Erprobung und nach der Registrierung des Arzneimittels, z. T. mit dem Ziel der weiteren Optimierung der Arzneiform durchgeführt [28].

4.3.1. Vorversuche

Die Stabilitätsprüfung beginnt mit der Ermittlung stabilitätsrelevanter Eigenschaften des Wirkstoffes. Diese Vorversuche dienen dazu, das Verhalten des Wirkstoffes gegenüber den wichtigen äußeren Faktoren Feuchtigkeit (Wasser), Oxidationsmittel (Sauerstoff), Licht, Hydronium- bzw. Hydroxylionen und Wärme zu erkennen. Die Ergebnisse führen zu Konsequenzen bei der Entwicklung einer stabilen Arzneiform.
Wenn sich der Wirkstoff gegenüber den genannten Einflüssen indifferent verhält, so können auch bei den folgenden galenischen Überlegungen zur Arzneiform Stabilitätsfragen weitgehend unberücksichtigt bleiben. Führt jedoch der eine oder andere äußere Einfluß

im Vorversuch zu einer signifikanten Veränderung des Arzneistoffes, so werden die galenischen Möglichkeiten bei der Wahl der Arzneiform begrenzt und damit Schutzmaßnahmen für die gewählte Arzneiform erforderlich.
Die nachfolgend angegebenen Bedingungen für Vorversuche, wie Höhe der Temperatur, Höhe der relativen Feuchte und Dauer der Einwirkung, sind als Beispiele aufzufassen. Hier lassen sich verschiedene Varianten diskutieren, ohne daß nur eine als die absolut richtige angesehen werden muß.
Der Wirkstoff wird in fester Form, in Lösung oder als Aufschlämmung den bereits genannten Einflüssen ausgesetzt. Die danach vorzunehmenden Prüfungen sollen schnell eine Aussage über Veränderungen erlauben. Sie erfolgen im allgemeinen organoleptisch, dünnschichtchromatografisch und spektralfotometrisch gegen die unbehandelte Substanz als Standard. Werden chemische Veränderungen festgestellt, so sind die Abbauprodukte zu trennen, zu isolieren und ihre Struktur aufzuklären. Unter Umständen hat sich eine toxikologische Prüfung der Abbauprodukte anzuschließen.

4.3.1.1. Einfluß von Wasser

Durch den Einfluß von Wasser werden hygroskopische Eigenschaften und die Hydrolyseempfindlichkeit erfaßt.
Dazu wird der feste Arzneistoff bei 21 °C und 80% relativer Luftfeuchtigkeit bis zur Massekonstanz gelagert. Eine zusätzliche Prüfung ist die gravimetrische Bestimmung. Außerdem wird die Lösung (1%) oder eine Aufschlämmung bei 21 °C bis zu 30 d aufbewahrt.
Bei nachgewiesenen deutlichen Veränderungen des Wirkstoffes sind Kurzzeittests zur exakten Bestimmung der Haltbarkeit des Wirkstoffes unter den gewählten Versuchsbedingungen für die weiteren Entwicklungsarbeiten von großem Vorteil und können für die zu wählende Arzneiform ausschlaggebend sein.

4.3.1.2. Einfluß von Sauerstoff

Zur Testung der Oxidationsempfindlichkeit wird die Substanz bei 21 °C und bei 50 ... 70 °C bis zu 30 d offen an der Luft unter Lichtausschluß gelagert. Des weiteren kann eine 0,5proz. Wasserstoffperoxidlösung mit 1% Wirkstoff oder eine entsprechende Aufschlämmung des Wirkstoffes darin über 24 h aufbewahrt werden.
Für oxidativ stark empfindliche Substanzen können stickstoffbegaste Ampullen vorgesehen werden.

4.3.1.3. Einfluß von Licht

Die Prüfung auf Lichtempfindlichkeit kann durch Bestrahlung der festen Substanz oder der Lösung mit einer Xenonlampe erfolgen. Die Energieverteilung des Spektrums ist dem des Sonnenlichtes ähnlich. In der Literatur werden Erfahrungswerte mitgeteilt, wieviel Stunden Bestrahlung mit der Xenonlampe in Abhängigkeit von der Leistung der Lichtquelle einer Sonneneinstrahlung zeitlich etwa äquivalent sind. Solche direkten Vergleiche müssen jedoch kritisch betrachtet werden. Diese Bestrahlungen sind oft mit einer erheblichen Wärmebelastung für den Arzneistoff verbunden.
Zu einer ersten orientierenden Aussage kann man auf folgende einfache Weise gelangen: Die zu prüfende Substanz wird auf eine Dünnschichtplatte aufgetragen und die Platte dem

Licht ausgesetzt. Hier kommt es bei lichtempfindlichen Substanzen sehr schnell zu Veränderungen. Danach wird im Vergleich mit einer frisch aufgetragenen Arzneistofflösung entwickelt. Auch eine besondere Oxidationsempfindlichkeit wird hiermit erfaßt.
Wenn signifikante Veränderungen des Arzneistoffes auftreten, so ist die lichtundurchlässige Verpackung für die vorgesehene Arzneiform das Mittel der Wahl.

4.3.1.4. Einfluß des pH-Wertes

Art und Geschwindigkeit der chemischen Zersetzung eines Arzneistoffes werden oft sehr stark vom pH-Wert des Mediums beeinflußt (s. 3.2. bis 3.6. und 4.1.3.).
Es werden Lösungen oder Aufschlämmungen des Arzneistoffes in HCl und NaOH (0,1 mol/l) sowie in Pufferlösungen abgestufter pH-Werte nach 30 d analytisch untersucht. Diese Untersuchungen können auch in Kurzzeittests isothermer oder nichtisothermer Art durchgeführt werden. Trägt man im Falle von Lösungen grafisch die dabei ermittelten, auf Raumtemperatur extrapolierten Reaktionsgeschwindigkeiten des Wirkstoffabbaus gegen den pH-Wert auf, so erhält man das Stabilitäts-pH-Profil des Arzneistoffes. Hierbei erkennt man das pH-Wert-Stabilitätsoptimum des Arzneistoffes, das für die Entwicklung der Arzneiform Bedeutung hat. Wenn z. B. eine peroral zu verabreichende Arzneiform vorgesehen ist und in HCl (0,1 mol/l) deutliche Veränderungen des Arzneistoffes auftreten, wird sich eine spezielle Untersuchung nach einer Verweildauer des Arzneistoffes von 3 h in künstlichem Magensaft anschließen. Ergibt sich hierbei eine nur unzureichende Stabilität, so muß die Arzneiform magensaftresistent entwickelt werden. Oftmals muß auch ein Kompromiß zwischen pH-Wert-Stabilitätsoptimum und physiologischem Optimum gefunden werden. Z. B. hat Pilocarpin im saurem Medien ein Stabilitätsoptimum, das aber weit vom Optimum der physiologischen Verträglichkeit bei Augentropfen entfernt ist.

4.3.1.5. Einfluß von Wärme

Temperaturerhöhungen führen zur Beschleunigung chemischer Abbaureaktionen. Ausgenommen sind Lichtreaktionen, die im allgemeinen nur eine geringe Aktivierungsenergie benötigen und deshalb nicht in dem Maße durch Wärme beschleunigt werden, sowie Reaktionen, deren geschwindigkeitsbestimmender Schritt durch einen physikalischen Vorgang, wie Adsorption oder Diffusion, bestimmt wird (s. 3.1. und 4.1.2.3.).
Der Arzneistoff wird 4 d mit einer Temperatur von 90 °C belastet. Werden deutliche Veränderungen nachgewiesen, so wird mit niedrigeren Temperaturen belastet, um zu sichern, daß die qualitativ gleichen Veränderungen, nur quantitativ unterschiedlich, auch bei für die Praxis relevanten Temperaturen auftreten.
Die Auswertung der Ergebnisse der Vorversuche liefert detaillierte und richtungsweisende Aussagen für die galenische Entwicklung.

4.3.2. Stabilitätsscreening

Das Stabilitätsscreening während der galenischen Entwicklung des Arzneimittels soll Aussagen über innere Einflüsse, d. h. herstellungsbedingte Faktoren, machen. Hier geht es vor allem um die Aufdeckung bzw. Verhinderung von Inkompatibilitäten zwischen Wirkstoffen, Wirkstoffen und Hilfsstoffen und zwischen Hilfsstoffen sowie der Aufdeckung des Einflusses des Verpackungsmaterials auf die Stabilität der Zubereitung.

Wenn die Arzneiform Lösung vorgesehen ist, wird die Stabilität des Wirkstoffes in wäßrigen Pufferlösungen im pH-Wertbereich von 2 bis 9 bei 20 °C und erhöhter Temperatur, z. B. 60 °C, getestet. Die Probennahme erfolgt nach 1, 10 und 30 d. Die Prüfung erfolgt beispielsweise durch halbquantitative DC.
Für feste Arzneiformen werden unterschiedliche Wege beschritten. In einfachster Weise werden Zweikomponenten-Mischungen hergestellt, z. B. durch Mischen von Wirk- und Hilfsstoff im Verhältnis 1:200. Sie werden trocken und nach Zusatz von 3 ... 5% Wasser bei 20 °C und bei erhöhter Temperatur über 30 d dc untersucht.
Der Wirkstoff bildet fast immer mit einer Mehrzahl von anderen Stoffen die feste Arzneiform. Deshalb kann auch die Wirkstoffstabilität mit Hilfsstoffmischungen getestet werden. Zur gezielten Auswahl der Hilfsstoffe und Testmischungen wird der Faktorenversuchsplan „factorial design" eingesetzt.
Neben der Erfassung von Effekten und Wechselwirkungen zwischen Wirk- und Hilfsstoffen ist der Einfluß einzelner Herstellungsschritte der Arzneiform, z. B. Granulation, Sterilisation, auf die Wirkstoffstabilität von Interesse. Die Untersuchung auf Veränderungen erfolgt über den gesamten Herstellungsprozeß nach einem Stufenplan als sog. „stepping up". Jeder Stufe entspricht ein Herstellungsschritt, und bei jedem Schritt wird ein Muster gezogen und bei erhöhter Temperatur bis zu einem Monat und mehr gelagert. Das Muster des letzten Schrittes wird zuerst untersucht. Werden keine Veränderungen nachgewiesen, erübrigt sich die Untersuchung der Muster der vorangegangenen Herstellungsschritte. Wird eine Änderung erkannt, so werden die Muster abwärts bis zum Erkennen des kritischen Schrittes untersucht. Hiermit kann die schwächste Stelle im Produktionsprozeß hinsichtlich der Stabilität der Arzneiform gefunden werden. Z. T. werden in das Stabilitätsscreening auch bereits arzneiformspezifische Prüfungen einbezogen. Mit der Klärung der Stabilität im relativen Vergleich finden die Modellversuche ihren Abschluß.

4.3.3. Langzeittest

Das besondere Kriterium für die Durchführung der Langzeituntersuchung ist neben dem sicheren Nachweis der chemischen Veränderungen die Erfassung physikalischer Veränderungen der Arzneiform. Zu diesen Veränderungen kann in der Regel nur in der Langzeitstabilitätsprüfung eine Aussage erfolgen. Zur Zeit gibt es noch keine Prognosemodelle für die Änderung physikalischer Parameter, und ob hier überhaupt eine Voraussage für bestimmte Kriterien möglich sein wird, ist zweifelhaft.
Im Langzeittest wird das Arzneimittel unter den klimatischen Bedingungen, für die die Verwendbarkeitsdauer festgelegt werden soll (s. Tab. 1), über die gesamte vorgesehene Laufzeit aufbewahrt. In bestimmten Intervallen wird das Arzneimittel dann geprüft. Übliche Untersuchungstermine sind 0, 3, 6, 12, 24, 36, 48 und 60 Monate (s. 4.1.3.1.).
Dabei können durch den geringeren zeitlichen Abstand der Prüfungen am Anfang größere Veränderungen durch eine unzulängliche Stabilität sehr schnell erkannt werden.
Eine besondere Bedeutung haben in der Stabilitätsprüfung die Ausgangswerte, d. h. die Ergebnisse der Prüfung zur Zeit $t = 0$. Die Stabilitätsprüfung macht qualitative bzw. quantitative Aussagen zu Veränderungen in Abhängigkeit von der Zeit, und damit muß sie sich vergleichend auf das Ergebnis zur Zeit $t = 0$ beziehen. Fehlt dieses Ausgangsergebnis oder ist dieser Wert unsicher, so sind auch zu einem späteren Zeitpunkt keine oder nur unsichere Aussagen möglich.

Für die Aussage zur Haltbarkeit in den verschiedenen Klimazonen haben sich international bestimmte definierte Aufbewahrungsbedingungen durchgesetzt. Diese können natürlich nur eine Hilfestellung sein, weil Klimazonen aus metereologischen Durchschnittswerten hervorgehen, die Aufbewahrung von Arzneimitteln aber in Räumen erfolgt.
Eine zusätzliche mehrwöchige Lagerung bei 40 °C bei unkontrollierter rel. Feuchte kann den möglichen Einfluß von extremen Temperaturen, z. B. während des Transportes, aufzeigen. Während im Kurzzeittest ein bis drei, werden im Langzeittest mindestens drei Chargen in Abhängigkeit vom Stand der Entwicklung der Labor-, Pilot- bzw. Produktionschargen geprüft.
Auch aus Ergebnissen der Langzeituntersuchung bis zu 24 Monaten eine Haltbarkeitsvoraussage auf 5 Jahre zu machen, ist üblich geworden. Dazu kann, wie in der isothermen Kurzzeitprüfung (s. 4.1.3.2.), die grafische Darstellung vom Logarithmus der ermittelten Wirkstoffkonzentration als Funktion der Zeit erfolgen:

$$\log c = f(t) .$$

Bei der Gehaltsbestimmung auftretende Fehler werden berücksichtigt, indem der Vertrauensbereich des Mittelwertes bei 95% statistischer Sicherheit berechnet wird. Der Schnittpunkt des unteren Vertrauensbereiches mit der Toleranzgrenze ergibt die chemische Haltbarkeitsdauer.

4.3.4. Folgeuntersuchungen

Da es günstig ist, auch bei Präparaten, die bereits im Verkehr sind, aktuelle Stabilitätsdaten zu haben, die z. B. einer weiterentwickelten Analysentechnik oder geringer Veränderungen im Herstellungsprozeß Rechnung tragen, können sog. Folgeuntersuchungen bzw. Untersuchungen zur „follow-up-stability" durchgeführt werden. Dabei wird beispielsweise jedes Jahr eine Charge des Arzneimittels aus den Rückstellmustern nach dem Ablauf der Verwendbarkeitsdauer nach der speziellen Vorschrift für die Stabilitätsprüfung untersucht.

4.3.5. Ergänzende Tests zur Langzeitprüfung

Ein die Langzeitstabilitätsprüfung ergänzender Test ist die Prüfung von festen Arzneiformen und Zäpfchen unter verschiedenen Temperatur- und Feuchtigkeitsbedingungen ohne Verpackung. Dieser zusätzliche Test wird nur durchgeführt, wenn die innere Umhüllung keinen vollständigen Schutz vor Feuchtigkeit darstellt. In der Entwicklungsphase des Arzneimittels können hier Veränderungen durch Feuchtigkeitseinfluß schneller erkannt werden als bei der Prüfung in der Verpackung, weil sich in einer feuchtigkeitsdurchlässigen Verpackung durch Diffusion unter Umständen erst nach Monaten der Feuchtigkeitsgleichgewichtswert einstellt. Die Prüfdauer beträgt 6 bis 12 Monate.
Als eine weitere ergänzende Prüfung stellt sich der sog. Verbrauchertest oder „consumer test" dar. Hiermit wird untersucht, wie ein Arzneimittel im Mehrdosenbehälter beim Verbrauch beeinflußt wird. Die Durchführung einer solchen Prüfung ist bei hydrolyseempfindlichen festen Arzneiformen oder Lyophilisaten und bei oxidationsempfindlichen flüssigen Arzneimitteln sowie bei Arzneimitteln mit besonderer Empfindlichkeit gegenüber

mikrobieller Kontamination zu diskutieren. Hier wird nur auf die Veränderung der speziellen Parameter geprüft. Der Konservierungsmittelbelastungstest kann dazu gerechnet werden.

4.3.6. Schlußfolgerungen

Die Haltbarkeitsdauer ergibt sich direkt aus den Ergebnissen der Stabilitätsprüfung, für die Festlegung der Verwendbarkeitsdauer können zusätzliche Kriterien, z. B. Überdosierung in ausgewählten Fällen, spezielle gesetzliche Bestimmungen, wirksam werden.
Man kann einschätzen, daß durch eine sinnvolle Kombination der Stabilitätstests in Verbindung mit geeigneten Analysenmethoden eine zuverlässige Aussage zur Haltbarkeit getroffen werden kann. Damit leistet die Stabilitätsprüfung einen wichtigen Beitrag zur Arzneimittelsicherheit. Sie hat aber auch erhebliche ökonomische Bedeutung, da schon ein niedriger Prozentsatz an Arzneimittelverlusten, hervorgerufen durch zu lange oder unsachgemäße Lagerung, die Arzneimittelversorgung negativ beeinflussen kann. Ebenso nachteilig wirken sich durch experimentelle Ergebnisse nicht belegte Befristungen der Verwendbarkeitsdauer aus, wodurch Arzneimittel frühzeitig vernichtet, besondere staatliche Prüfungen und Freigaben erforderlich oder nicht notwendige Wälzungsprozesse ausgelöst werden. Schließlich ist die industrielle und auch die subindustrielle Herstellung von Arzneimitteln erst von einer bestimmten Losgröße an ökonomisch.

5. Aufbewahrung

Mögliche Veränderungen von Arzneimitteln im Laufe der Lagerung gering zu halten, sind der Zweck vorgeschriebener Aufbewahrungsbedingungen.
Die Einhaltung der vorgeschriebenen Aufbewahrungsbedingungen, die das Ergebnis von Stabilitätsprüfungen sind, ist die Voraussetzung, daß das Arzneimittel den Qualitätsforderungen über die gesamte Laufzeit entspricht. Die ermittelte Haltbarkeit bezieht sich stets auf konkrete Aufbewahrungsbedingungen, d. h., die angegebene Verwendbarkeitsdauer und die vorgeschriebenen Aufbewahrungsbedingungen stehen in untrennbarem Zusammenhang.
Zur Sicherung der Arzneimittelstabilität sind standardisierte Aufbewahrungsbedingungen eine wichtige Voraussetzung. Solche standardisierten Aufbewahrungsbedingungen in Verbindung mit entsprechenden Regelungen für die Kennzeichnung von Arzneimitteln sind aber nicht nur eine Vorbedingung für die Erhaltung der Arzneimittelqualität, sondern auch für die korrekte Planung von Lagerkapazitäten, wie auch Kühlkapazitäten, im Apothekenwesen, im Großhandel und in der Industrie.
Im AB-DDR 85, Kapitel VIII, „Aufbewahrung", sind die für Arzneimittel gültigen Arten der Aufbewahrung dargelegt.

Aufbewahrungstemperaturen:
Für den Normalfall der Aufbewahrung erfolgt keine besondere Kennzeichnung. Dies bedeutet, daß die Temperatur für die Aufbewahrung des Arzneimittels 25 °C nicht überschreiten soll. Dabei sind Abweichungen zulässig. Dies betrifft vor allem kurzzeitige Temperaturerhöhungen, z. B. während des Transportes, wenn dadurch keine Wertminderungen verursacht werden. Hier muß zwischen flüssigen, halbfesten und festen Arzneiformen unterschieden werden.
Bei höheren Temperaturen kann es bei flüssigen und festen Präparaten vor allem zu chemischen Abbauerscheinungen kommen. Suppositorien schmelzen über 37 °C und zeigen in vielen Fällen bei höheren Aufbewahrungstemperaturen einen beschleunigten Prozeß der Nachhärtung. Cremes, Salben und Emulsionen können Erscheinungen der Phasentrennung zeigen. Für den speziellen Fall müssen hier Hinweise erfolgen und entsprechende Vorkehrungen getroffen werden. Hinsichtlich einer Aufbewahrung bei Minustemperaturen wird der Hinweis gegeben, daß frostempfindliche Arzneimittel, wie Lösungen und Suspensionen, entsprechend geschützt aufzubewahren sind. Durch Temperaturen unter 0 °C kann es leicht zu irreversiblen physikalischen Veränderungen kommen; so können vormals klare Lösungen nach dem Auftauen Trübungen oder Niederschläge zeigen. Hier ist eine kritische Prüfung notwendig. Die Stabilität vieler Arzneimittel macht es zur Gewährleistung einer einwandfreien Qualität über die gesamte Dauer der Verwendbarkeit

notwendig, für die Aufbewahrung nur einen begrenzten Bereich bei tieferer Temperatur zuzulassen. Dafür gelten die Temperaturbereiche von 2 ... 8 °C und von 2 ... 15 °C, entsprechend einer sehr kühlen bzw. kühlen Aufbewahrung.
Während für den Bereich von 2 ... 8 °C der Kühlschrank gefordert wird, ist für den Bereich von 2 ... 15 °C die Aufbewahrung im Kühlschrank möglich, jedoch nicht zwingend vorgeschrieben; es können auch kühle Lagerungsmöglichkeiten im herkömmlichen Sinn, wie z. B. der Keller, genutzt werden. Insbesondere wegen chemischer Veränderungen bedürfen vor allem Sera, Impfstoffe, Blut und Blutderivate, einige Antibiotika und Hormone sowie eine Reihe von Standard-Rezepturen einer solchen Aufbewahrung bei reduzierter Temperatur.
In speziellen Fällen wird eine weitere Einengung des vorgeschriebenen Temperaturbereiches, z. B. auf 2 ... 5 °C, notwendig.
Das AB-DDR fordert generell, daß die Verpackung geeignet sein muß, das Arzneimittel vor Umwelteinflüssen zu schützen.
Hinsichtlich der zulässigen relativen Feuchtigkeit gibt es in der DDR keine speziellen Festlegungen, weil davon ausgegangen werden kann, daß in normal beheizten und belüfteten Räumen Temperaturen zwischen 15 und 25 °C herrschen und sich keine weiteren Konsequenzen für die relative Feuchtigkeit ergeben. In anderen klimatischen Regionen und bei größeren Temperaturschwankungen muß jedoch die Situation differenziert eingeschätzt werden (vgl. Tab. 1).
Bei möglichen Veränderungen eines Präparates durch Feuchteeinfluß muß davon ausgegangen werden, daß das Arzneimittel eine mittlere relative Feuchtigkeit von 55 ... 65% in unserer Klimazone (Mitteleuropa) während der genannten Verwendbarkeitsdauer in der Handelsverpackung vertragen muß. Die Langzeitprüfung bei Bedingungen von etwa 21 °C und 60% relativer Feuchtigkeit für unsere Klimaregion berücksichtigt diese Verhältnisse (vgl. 4.1.3.1.).
Eine kurzzeitige, wetterbedingte Erhöhung der relativen Feuchtigkeit bis etwa nahe 100% dürfte dabei noch nicht zu Schäden führen. Probleme sollten erst eintreten, wenn Arzneimittel in Bereichen mit ständig höherer Feuchtigkeit längere Zeit aufbewahrt werden, z. B. in feuchten Kellerräumen. Negativ kann sich auch bemerkbar machen, das Arzneimittel der Handelsverpackung zu entnehmen und in dem Patienten genehmeren Behältnissen aufzubewahren, die aber keinen Schutz mehr gewährleisten. Während Feuchtigkeitseinflüssen durch die Auswahl geeigneter Arzneiformulierungen und Packmittel und Lichteinflüssen durch eine geeignete Verpackung begegnet werden kann, ist ein Schutz vor Temperaturüberhöhungen nur durch sachgemäße Aufbewahrung erreichbar.
In bestimmten Fällen werden spezielle Regelungen für eine Aufbewahrung getroffen. Dazu gibt es im AB-DDR 85, Kapitel VIII, spezielle Arten der Aufbewahrung:

„In sehr gut verschlossenen Gefäßen“:
Ampullen oder Gefäße mit präparierten Verschlüssen können das Arzneimittel vor Feuchtigkeit, Sauerstoff und Kohlendioxid schützen.
Diese Art der Aufbewahrung ist z. B. für den Arzneistoff Dexpanthenol vorgeschrieben, weil die feste Substanz stark hygroskopisch ist.

„Vor Licht geschützt“:
Dieser Forderung ist durch Verwendung von Braunglas oder einer lichtundurchlässigen Umhüllung leicht Rechnung zu tragen.

„Vor Feuchtigkeit geschützt":
Hier soll die relative Luftfeuchtigkeit 65% nicht überschreiten. Gelatine ist in dieser Art aufzubewahren. Diese Forderung kann praktisch immer durch eine entsprechende Verpackung erfüllt werden.

„Über einem Trocknungsmittel":
Das Arzneimittel ist in einem Gefäß, in dem sich ein Trocknungsmittel, z. B. Silicagel, befindet, aufzubewahren.

Neben diesen im AB-DDR standardisierten speziellen Arten der Aufbewahrung sind in Abhängigkeit von den Eigenschaften des Arzneimittels auch noch weitergehende detaillierte Forderungen zu erheben, z. B.

„In dem Verbrauch angemessenen, vollständig gefüllten Gefäßen" (Sonnenblumenöl),
„In mit einem indifferenten Gas gefüllten Ampullen" (Nandrolondecanoat),
„In evakuierten oder mit Stickstoff gefüllten Ampullen" (Ergocalciferol).

Bei einigen Arzneistoffen wird trotz einer vorgeschriebenen speziellen Aufbewahrung eine zwischenzeitliche Prüfung auf etwaige während der Aufbewahrung eingetretene Abbauvorgänge erforderlich. In den Monografien der Arzneistoffe ist dann ausgewiesen, welche speziellen Reinheitsprüfungen oder Gehaltsbestimmungen in festgelegten Zeitabständen als Kontrolle auf etwaige Veränderungen durchzuführen sind.
In der DDR wird die Frage nach der Verwendbarkeitsdauer bei keinem Arzneimittel unberücksichtigt gelassen. Für Arzneistoffe, für die im AB-DDR keine speziellen Aussagen gemacht werden, gilt in Übereinstimmung mit dem Arzneimittelgesetz eine Verwendbarkeitsdauer von 5 Jahren. Nach Ablauf dieser 5 Jahre ist eine weitere Aufbewahrung von 5 Jahren möglich, wenn der Nachweis erbracht wurde, daß der Arzneistoff den Qualitätsforderungen entspricht.
Daneben gibt es Arzneistoffe mit einer Verwendbarkeitsdauer <5 Jahre, für die auf Grund ihrer stabilitätsbestimmenden Eigenschaften nur eine kürzere Verwendbarkeitsfrist gesichert werden kann.
Bei mehr als 200 Arzneistoffen gibt es die Aussage: 10 Jahre verwendbar. Diese Aussage resultiert aus der Erfahrung, daß der Arzneistoff sich innerhalb von 5 Jahren nicht verändert, und aus Temperatur-Feuchtigkeits-Belastungstests.
Bei Arzneifertigwaren garantiert der industrielle Hersteller die Qualität des Arzneimittels bei sachgerechter Aufbewahrung über den Zeitraum der Verwendbarkeitsdauer. Eine Verlängerung dieser Verwendbarkeitsdauer durch den Gesetzgeber ist möglich. Auch für Arzneifertigwaren gilt eine Verwendbarkeitsdauer von 5 Jahren, wenn keine einschränkenden Angaben gemacht werden. Für Standard-Rezepturen garantiert der Gesetzgeber die geforderte Wirksamkeit und Sicherheit über den Zeitraum der Verwendbarkeit, eine ordnungsgemäße Herstellung und Aufbewahrung vorausgesetzt. Dadurch wird eine zwischenzeitliche Prüfung durch den Hersteller im Apothekenwesen auf eventuell während der Aufbewahrung eingetretene Abbauvorgänge nicht erforderlich.
Durch das AB-DDR wird auch die Verwendbarkeitsdauer für solche Arzneizubereitungen geregelt, die weder im Arzneibuch noch in den Standard-Rezepturen enthalten sind.
Hierzu wird im AB-DDR 85, Kapitel XIV, „Arzneizubereitungen", folgendes ausgeführt:

„Bei Arzneizubereitungen, die zur Abgabe an einen bestimmten Patienten hergerichtet sind (Arzneien) und die weder im Arzneibuch noch in den Standard-Rezepturen beschrieben sind, beträgt die deklarationspflichtige Verwendbarkeitsdauer, gerechnet vom Tag der Herstellung an, 6 Monate, soweit nicht auf Grund der Stabilität der Arznei unter Beachtung der Gebrauchsanweisung eine kürzere Verwendbarkeitsdauer angezeigt ist.“

Das AB-DDR fordert, daß von jedem Behältnis, in dem ein Arzneimittel aufbewahrt wird, das Herstellungsdatum ablesbar ist, so daß für jeden das Alter des Arzneimittels zweifelsfrei erkennbar ist, und ein Vergleich mit der vorgegebenen Verwendbarkeitsdauer erfolgen kann.

6. Literatur

[1] Arzneimittelgesetz der DDR, 12. Durchführungsbestimmung, Gesetzblatt der DDR I, Nr. 17, S. 248 (1976)

[2] Autorenkollektiv: „Arzneimittelverzeichnis der DDR". VEB Verlag Volk und Gesundheit, Berlin 1986

[3] Beyrich, Th.; Zbl. Pharmaz., Pharmakotherap., Laboratoriumsdiagnostik **117** (1978), 908

[4] Coats, A. W. und I. P. Redfern; Nature [London] **201** (1964), 68

[5] Connors, K. A., G. L. Amidon und L. Kennon: „Chemical Stability of Pharmaceuticals". John Wiley & Sons, New York-Chichester-Brisbane-Toronto 1979

[6] Edwards, L. J.: Trans. Faraday Soc. **46** (1950), 732

[7] Eriksen, S. P. und H. Stelmach: J. pharmac. Sci. **54** (1965), 1029

[8] Feltkamp, H., P. Fuchs und H. Sucker: „Pharmazeutische Qualitätskontrolle". Georg Thieme Verlag, Stuttgart 1983

[9] Fürst, W. und F. Scholz: Zbl. Pharmaz., Pharmakotherap., Laboratoriumsdiagnostik **117** (1978), 950

[10] Fürst, W.: Zbl. Pharmaz., Pharmakotherap., Laboratoriumsdiagnostik **117** (1978), 969

[11] Garrett, E. R.: Advances pharmac. Sci **2** (1967), 1

[12] Göber, B. und U. Timm: Zbl. Pharmaz., Pharmakotherap., Laboratoriumsdiagnostik **117** (1978), 937

[13] Göber, B. und U. Timm: Zbl. Pharmaz., Pharmakotherap., Laboratoriumsdiagnostik **120** (1981), 131

[14] Grimm, W.: Pharmaz. Ind. **35** (1973), 733

[15] Grimm, W.: Acta pharmaceut. Technol. **21** (1975), 73

[16] Grimm, W. und G. Schepky: „Stabilitätsprüfung in der Pharmazie". Editio Cantor, Aulendorf 1983

[17] Grimm, W.: Haltbarkeit und Stabilitätsprüfung von Arzneimitteln, APV-Richtlinie mit Kommentar (Entwurf). Pharmaz. Ind. **46** (1984), 24

[18] Grimm, W.: Dtsch. Apotheker-Ztg. **124** (1984), 271

[19] Grünert, R. und H. Wollmann: Zbl. Pharmaz., Pharmakotherap., Laboratoriumsdiagnostik **117** (1978), 993

[20] Hartmann, V., K. Krummen, G. Schnabel und H. Bethge: Pharmaz. Ind. **44** (1982), 71

[21] Haynes, J. D.: J. pharmac. Sci. **60** (1971), 927

[22] Heide, K.: „Dynamische thermische Analysenmethoden". VEB Deutscher Verlag für Grundstoffindustrie, Leipzig 1979

[23] Kakáč, B., J. Holubek und V. Rejholec: Zbl. Pharmaz., Pharmakotherap., Laboratoriumsdiagnostik **117** (1978), 923

[24] Kay, A. J. und T. H. Simon: J. pharmac. Sci. **60** (1971), 205

[25] Kehlen, H., F. Kuschel und H. Sackmann: „Grundlagen der Chemischen Kinetik", Akademie-Verlag, Berlin 1977

[26] Kersten, D., B. Göber und U. Timm: Pharmazie **36** (1981), 5

[27] Kersten, D. und B. Göber: Pharmazie **39** (1984), 213, 393, 541

[28] Kny, L. und A. Stark: Pharmazie **38** (1983), 666

[29] Kny, L., Th. Beyrich und B. Göber: „Lehrbuch der Arzneimittelkontrolle". VEB Verlag Volk und Gesundheit, Berlin 1983, S. 464—487

[30] Madsen, B. W., R. A. Anderson, D. Herbinson-Evans und W. Sneddon: J. pharmac. Sci **63** (1974), 77

[31] Mohr, F.: „Commentar zur Preussischen Pharmakopöe nebst Übersetzung des Textes“ (2. Aufl.). Verlag F. Vieweg und Sohn, Braunschweig 1854

[32] Empfehlung zur Ausarbeitung von Stabilitätsgutachten für Arzneimittel. Zbl. Pharmaz., Pharmakotherap., Laboratoriumsdiagnostik **120** (1981), 173

[33] Patrunky, M. und H. Wollmann: Zbl. Pharmaz., Pharmakotherap., Laboratoriumsdiagnostik **117** (1978), 959

[34] Robert, H.: Produits Problémes pharmac. **27** (1972), 1108

[35] Rogers, A. R.: J. Pharmacy Pharmacol. **15** (1963), 101 T

[36] Rühlow, J. und F. Neuwald: Pharmaz. Ind. **42** (1980), 837

[37] Röthig, J.: Zbl. Pharmaz., Pharmakotherap., Laboratoriumsdiagnostik **117** (1978), 989

[38] Schmid, H. W.: Pharmac. Acta Helvetiae **36** (1961), 423

[39] Schmidt, W., W. Stahlkopf, Th. Beyrich und U. Schmidt: Pharmazie **34** (1979), 539

[40] Schwetlick, K.: „Kinetische Methoden zur Untersuchung von Reaktionsmechanismen“. VEB Deutscher Verlag der Wissenschaften, Berlin 1971

[41] Stark, A. und L. Kny: Zbl. Pharmaz., Pharmakotherap., Laboratoriumsdiagnostik **117** (1978), 937

[42] Stricker, H.: Pharmaz. Ind. **37** (1975), 97, 182, 446

[43] Stricker, H.: Pharmaz. Ind. **40** (1978), 70, 161, 266, 849, 1069

[44] Thoma, K.: „Arzneimittelstabilität“ (2. Aufl.). Wissenschaftliche Verlagsgesellschaft mbH., Stuttgart 1985

[45] Thoma, K. und P. Serno: Dtsch. Apotheker-Ztg. **124** (1984), 2162

[46] Tucker, I. G. und W. R. Owen: J. pharmac. Sci. **71** (1982), 969

[47] Voigt, R., M. Bornschein und A. Grohmann: Pharmazie **37**, (1982), 529

[48] Voigt, R.: „Lehrbuch der Pharmazeutischen Technologie“ (4. Aufl.). VEB Verlag Volk und Gesundheit, Berlin 1984

[49] Waltersson, J. O. und P. Lundgren: Acta pharmac. suecica **19** (1982), 127

[50] Wollmann, H. und M. Patrunky: Pharmazie **36** (1981), 453

[51] Zoglio, M. A. u. Mitarb.: J. pharmac. Sci. **57** (1968), 2080